残疾人身心健康指导读本

华夏出版社
HUAXIA PUBLISHING HOUSE

本书编写者（按姓氏笔画排序）

主　审　王晓东，心理学教授，中国心理咨询师培训辅导
　　　　教师

副主编　王丽华，中国首届二级心理咨询师

主　编　李迎春，心理学教授，中国心理咨询师培训辅导
　　　　教师

总策划　刘馨，心理学教授，中国心理咨询培训辅导教师

副主审　范围，性心理学教授，美国国际性心理指导师
　　　　张启新，中国首届二级心理咨询师

前　言

　　多年来，我们一直想为残疾人的身心康复、咨询、治疗做点事，但始终没有勇气动笔。因为据调查，到目前为止，在国内外都还没有可供参考的专著。

　　2008 年，残疾人奥运会在我国成功举办，残疾运动员的表现令世人深受震撼。他们参与社会生活的强烈愿望，化解来自四面八方压力的坚定意志，超常的信念以及由此激发的无限潜能，无不让人惊叹：没有手就把球拍绑在前臂上参加乒乓球比赛，没有双脚就安上假肢参加 100 米短跑比赛，一群残疾女孩不能站立，就坐着轮椅打排球……这些场面都充分反映了残疾人参与社会生活的强烈愿望和创造才能。

　　其实不只是残奥运动员，还有许多残疾人通过自身努力，创造出独特的生活、学习和职业技能，没有手就用脚趾夹笔写字、作画，一群聋哑少女随着优美的音乐跳出"千手观音舞"等等，引起世人惊叹。

我们深深感到：全社会都应该共同努力，探讨如何创造条件为残疾人提供广阔的创造空间，使残疾人成为最感人、最精彩的社会生产力。使我们中国特色社会主义的优越性绽放异彩，在全世界显示我们伟大祖国的人性化和人权保障的卓越成果。

　　为此，我们组织几位志同道合的心理学和医学工作者，为我国8300万残疾人朋友编写了这本名为《残疾人身心健康指导读本》的工具书。

　　我们的本意是为残疾人和残联工作者提供一本通俗易懂、读后自通的读物。当然，我们也愿意为残疾人的身心康复提供咨询和治疗服务。

　　由于水平所限，书中不当之处在所难免，望读者指正。

王晓东

2010 年 6 月

C目录
ONTENTS

第一章
残疾人的心理健康与康复

我看不到天空的明亮，听不到小鸟的啼鸣，但我能感受到新生活的曙光。我的心态是美好的，我的世界就会是美好的，我的心里就会有明亮的太阳，我的耳边也会有小鸟的歌唱，我和小鸟一起歌唱。我要唱出我的心声：世界是美好的，生命是美好的，我的心情每天都是美好的。

你的态度，会变成语言；

你的语言，会激励行动；

你的行动，会形成习惯；

你的习惯，会塑造性格；

而你的性格，将会决定命运！

心态决定命运，要打开生命之谜的大门，就要揭示心理的奥秘。

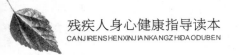

第一节 揭示心理现象的奥秘

一、心理现象不神秘

常言道：人心隔肚皮，怎么才能知道别人的心里在想什么呢？很多人觉得心理活动很神秘，特别是面对不可思议的梦境、不能解释的幻觉时。之所以会对梦境和幻觉感到疑惑，是因为我们还没有正确认识大脑的功能，不知道什么是"意识和无意识"的现象。

人的心理活动不是天上掉下来的，也不是头脑自动产生的，而是在外界的刺激下形成的，是外界的客观事物作用于我们大脑的结果。当外界事物作用于我们的头脑时，有些时候我们是知道的，有些时候我们是不知道的；有些事情我们有印象，有些事情我们没有印象，有印象的我们可能就记住了，没有印象的我们就回想不起来，于是就出现了大脑的意识和无意识。

意识就是现在正被人感知的心理现象。我们在清醒状态下，能够意识到作用于感官的外界环境，如感知到各种颜色、声音、车辆、街道、人群等等。这个时候，我们能够意识到自己的行为，能够意识到自己的情绪，也能够体验到自己的身心特点和行为特点。

意识从心理层面帮助我们保持正常生活，它包含着认知、观念、情感、兴趣、爱好和需要等。它还包括我们从睡梦中醒来时对梦境的回忆。我们对这些心理活动的感知，通常是用字词和概念来表达的。

除了意识活动，人还有无意识活动，无意识也是很普遍的心理活动。我们每个人都有做梦的经验，梦境的内容不一定都能被我们意识到，梦的产生和进程以及一些离奇古怪的梦境，是我们意识不到的，人不能对其进行自觉的调节和控制。

另外，自动化了的活动内容，例如骑自行车时手和脚的配合、身体的协调平衡，在通常情况下我们也是意识不到的。无法回忆起的记忆或无法理解的情绪也属于无意识的范畴。

无意识的东西有时也会闯入意识之中，这时人们会把无意识的内容泄露出来，例如说漏嘴、笔误，或者有的人在醉酒时说出了平时说不出来的话，做了平时不能做的事。当然，有意识的动作或经验也可能在梦境、联想和神经症状中表现为无意识的东西。说明意识和无意识是相互联系、互相转化的。

在日常生活、学习和工作中，意识活动和无意识活动具有紧密联系，意识和无意识的现象都是心理学的研究对象。

二、揭示心理现象的原理

世界是绚丽多姿、丰富多彩的，人的内心世界也是千姿百态的。女人为什么爱逛街？青春期的少年为什么开始关注自己的衣着打扮？为什么说"男女搭配，干活不累"？这些都是心理现象，都

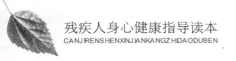

是心理学的研究对象。

心理学就是研究心理现象及其规律的科学，是人对心理现象的描述和解释以及依据人的心理对人的行为进行预测和控制的科学。

社会上有大量的特殊现象需要从心理的角度去描述，例如：人患了脑血栓以后会出现心理和行为的异常变化；患了孤独症的儿童，他们对父母的反应就和普通的孩子不一样；企图自杀的人多为女性，但实施自杀成功的却多为男性；当人感觉烦躁时会出现攻击性的行为；很多旁观者在看到有人遇难或出现紧急情况时，他们的第一反应往往是观望，而不是出手救人。以上这些都是对心理现象的描述。

但是我们还想知道，上述现象"为什么"会这样？心理学的任务是要说明心理对行为的影响以及它们之间的内在联系。例如，前面提到，为什么旁观者在紧急情况下往往不愿出手救人？当人们看到有其他人在场并有可能去救助时，他们就会出现一种"责任扩散"心理，觉得这样的事情不一定非要自己出手，或许会有别人出手的。一般来说，现场中"潜在的救助者"人数越多，人们等着别人去救助的可能性就越大，像这样令人困惑的心理现象，是需要从心理学角度去研究和解释的。

心理学研究的目的，不仅是对心理现象进行描述和解释，更重要的是，要比较准确地预知可能出现的心理与行为。国外有个实验，将一辆汽车放在贫民区，另一辆汽车放在了繁华的市区，前一辆有意拆除部分零件，呈现出无人管理的状态，十天后会有两种不同的结果：贫民区的车子很快被偷走了，闹市区的车子却完好无损。后来将闹市区的车子的车窗打破，车子也很快就被偷了。根据

4

这项试验，心理学家提出"破窗理论"，认为如果一座建筑物的窗户玻璃被打破而又未得到及时修理，别人就可能受到暗示性纵容，去打烂更多的窗户玻璃。久而久之，这些窗户就给人留下一种无序的印象。那么在这种公众麻木不仁的氛围中，犯罪就会滋生和蔓延。我们日常生活中经常会发现：公共场所的墙上如果出现一些涂鸦又没有及时清理，很快墙上就会被乱涂得满满当当。在很干净的街道上，人们不好意思乱扔垃圾，但是一旦地上有垃圾出现，人们就会产生从众心理，毫不犹豫地随地乱扔垃圾，丝毫不觉得羞愧。这就是"破窗理论"的表现。

心理学的预测往往是很准确的。这一领域的专家可以使用心理测量的方法来预测人们在学业、工作或职业生涯中的发展趋势。

心理学所谓的"控制"，是指根据预期结果改变、影响人的行为，就是说，如果我们预测到事物发展的趋势，那么就可以控制它的发展方向，可以让事物向着我们预定的目标发展。例如，根据上面提过的破窗理论，心理学家建议，把教室的环境精心布置一下，孩子们的学习效率就会提高；将车间的照明、通风等条件改善一下，工人就会提高生产效率。这就是运用了行为控制的方法。简单地说，心理控制就是运用心理学的原理来改变人的行为的过程。

心理学的研究从两个方面入手：一是研究人的心理活动发生的过程，揭示人的心理是怎样产生的；二是研究人的个性心理，揭示每个人的心理特征为什么不同。这样一来，心理学就从纵向和横向两个方面，揭示了神秘复杂的心理现象的奥秘。

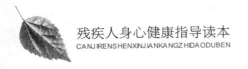

心理现象
- 心理过程
  - 认知过程：感觉、知觉、记忆思维、想象
  - 情绪过程：喜、怒、忧、思、悲、恐、惊
  - 意志过程：确定目标、克服困难、调节行为
- 个性心理
  - 个性特征：气质、性格、能力等
  - 个性倾向：需要、动机、兴趣、理想信念

（1）心理活动的发生过程

心理活动开始于人对外界的认识，心理学称为认知。当人看到光亮，听到声音，嗅到气味，尝到滋味，摸到物体的软、硬、凉、热等，人便有了感觉。各种感觉综合起来就形成了人对那个事物的知觉。人不但能够感知事物，还能把感知过或想到过的事物保留在头脑里，形成记忆。人的头脑不仅能够记住大量感知过的形象，还能依靠既往经验制作出从未感知过的形象，心理学称之为想象。人脑不仅能直观地反映事物的形象和表面现象，而且还能通过分析、综合、抽象、概括、判断、推理等，来认识事物的本质特征和规律以及事物之间的内在联系，人类独有的各种高级思维，都是人对客观事物的认识活动，所以在心理学中把它们统称为认识（认知）过程。

很多心理问题是在认知的过程中发生的，例如，人有先入为主的认知习惯，先认识的事物会在头脑中形成强烈深刻的印象，影响对后来认识的事物的认识，甚至会排斥或干扰对后来事物的认识。例如童年期一旦形成了某个不良的认知，如果之后没有及时调整，或许会贻害终身。

6

　　当然，人的认知也会受家庭教育环境、社会生活环境以及大脑发育状态等因素的影响。人的认知水平是不一样的，对于同一个事物，不同的人会有不同的认知心理。认知心理通常会通过人的理智或智力等概念表述出来。

　　人在认识事物的过程中，凡是与自己有关的事物，总会对它有个态度：符合自己需要、动机、愿望的就产生满意、愉快的态度体验；违背自己需要、动机、愿望的就产生忧伤、愤怒或烦恼等态度体验。这些复杂多样的态度体验，心理学称为情绪和情感。

　　心理学认为："情绪是指伴随着认知和意识过程产生的对外界事物的态度，情绪包含情绪体验、情绪行为、情绪唤醒和对刺激物的认知等复杂成分。"同时情绪和情感都是"人对客观事物所持的态度体验"。

　　情绪是身体对行为成功的可能性乃至必然性，在生理反应上的评价和体验，包括喜、怒、忧、思、悲、恐、惊七种。行为在身体动作上表现得越强，就说明情绪越强，如喜会表现为手舞足蹈，怒会表现为咬牙切齿，忧会表现为茶饭不思，悲会表现为痛心疾首等等，这都是情绪在身体动作上的表现。

　　依据情绪的强度、持续度和紧张度，可分为心境、激情、热情三种状态；依据情感的性质和内容，可分为道德感、理智感和美感。

　　人的情绪有积极与消极的两种状态，积极的心态使人奋发向上，消极的心态让人悲观消沉。

　　心境是一种微弱、弥散和持久的情绪，也就是平时说的心情。

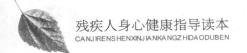

心境的好坏，常常是由某个具体而直接的原因造成的，它所带来的愉快或不愉快的情绪，会保持一个较长的阶段，并且会带入工作、学习和生活中。心境影响人的感知、思维和记忆，愉快的心境让人精神抖擞，感知敏锐，思维活跃，待人宽容；而不愉快的心境会让人萎靡不振，感知和思维麻木，多疑的人看到听到的全都是不如意、不顺心的事。过分看重自己身体残疾一面的残疾人，就会自信心低落，会认为自己没有前途，没有希望。

激情则是一种猛烈、迅疾和短暂的情绪状态，类似平时说的激动。激情是由某个事件或其他原因引起的当场发作的情绪，表现猛烈，但持续的时间不长，牵涉的面不广。激情通过激烈的言语爆发出来，是一种心理能量的宣泄，从一个较长的时段来看，对人的身心健康的平衡有益，但过激的情绪失衡可能会带来危险。特别是当激情表现为惊恐、狂怒而又爆发不出来的时候，人就会全身发抖、手脚冰凉，甚至小便失禁、浑身瘫软，那就得赶快送医院了。

当人处于激情状态时，理智就会下降，往往不能很好地控制自己的情绪，不能很好地控制自己的行为，往往产生消极的后果，例如鲁莽和冲动都是激情的消极外在表现。

热情是一种强而有力、稳定、持久和深刻的情绪状态。它没有心境的影响那么广泛，但比心境更强有力、更深刻；它没有激情那么猛烈，但比激情更持久、更稳定。热情本身没有正面和负面之分，它的对立面是冷淡、冷漠。热情具有程度上的区分、指向上的区别，以饱满的热情投身于学习、工作、生活和事业的人，生活会充实而有意义，更容易获得成就和被人敬慕。一个有自己生活目标和追求的人，一定是个积极热情的人。

● 知识窗：颜色与情绪反应关系的实验

不同的颜色可以通过视觉影响人的内分泌系统，使人体荷尔蒙增多或减少，从而使人的情绪发生变化。研究表明，红色可使人的心理活动活跃，黄色可使人振奋，绿色可缓解人的紧张，紫色使人感到压抑，灰色使人消沉，白色使人明快，咖啡色可减轻人的寂寞感，淡蓝色可给人以凉爽的感觉。英国伦敦有一座桥，原来是黑色的，每年都有人到这里投河自杀，后来，将桥的颜色改漆为黄色，来此自杀的人数骤然减少了一半，这充分证明颜色对人们情绪的影响。

人不但能认识事物，产生情绪，还能为了满足某种需要，自觉地确定目的，制订计划，克服困难，最终努力达到目的。这是人的意志在产生作用。

意志是人自觉地确定目的，并支配行动，克服困难，最终实现目的的心理过程，即人的思维过程见之于行动的心理过程。无意识的本能活动、盲目冲动或一些习惯动作，都不含有或很少含有意志的成分。意志由"意"和"志"组成，其中"意"是心理活动的一种状态，"志"是对目的方向的坚信、坚持。

意志是人类特有的有意识、有目的、有计划地调节和支配自己行为的心理现象，其过程包括决定阶段和执行阶段。决定阶段指选

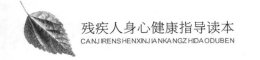
择一个有重大意义的动机作为行动的目的，并确定达到该目的的方法。执行阶段即克服困难，坚定地把计划付诸实施的过程。意志的调节作用包括两方面，一方面是发起与预定目的相符的行动，另一方面是抑制与预定目的相矛盾的愿望和行动。

人的行为主要是有意识、有目的的行动。在从事各种实践活动时，人总是根据对客观规律的认识，先在头脑里确定行动的目的，然后根据目的选择方法，组织行动，施加影响于客观现实，最后达到目的。

人的意志具有明确的目的性，因此才既能发起符合目的的某些行动，又能制止不符合目的的某些行动。意志效应的大小，以人的目的水平的高低和社会价值为转移。目的越高尚、越远大、越有社会价值，意志的表现水平就越高。

意志是与克服困难相联系的：克服困难的过程也就是意志产生作用的过程。困难有外部困难和内部困难两种。人的意志坚强与否，可以通过困难的性质和克服困难的难易程度来衡量。残疾人的身体残疾，往往造就了他们坚强的意志，他们战胜困难的意志远远超过常人。

意志以随意动作为基础。人的行为是由动作组成的，动作有不随意动作和随意动作两种。不随意动作是指无预定目的的动作，随意动作则是指有预定目的、受意识指引的动作。有了随意动作，人们就可以根据目的组织、支配和调节一系列的动作，以实现预定的目的。随意动作是意志行动的必要组成部分，是意志行动的基础。人要实现既定目标的随意行动，必定不会是一帆风顺的。

挫折的含义是：个体的意志行为受到无法克服的干扰或阻碍，预定目标不能实现时所产生的一种紧张状态和情绪反应。挫折包含三层含义，即挫折情境、挫折认知、挫折行为。

挫折情境的形成：挫折情境就是使目标不能实现的各种阻碍和干扰的因素，概括起来分为主观因素和客观因素两类。主观因素是个体的生理和心理因素，客观因素主要包括自然和社会环境因素。

残疾人由于身体的缺陷，更容易出现心理上的挫折感，面对挫折一些人怨天尤人，无所事事，另一些人却自立自强，奋斗不息，面对挫折的心态不同，结果也就不同。

个体对挫折的反应表现在三方面：情绪性反应、理智性反应和个性的变化。

情绪性反应表现为强烈的内心体验或特定的行为反应，如冷漠、退化、固执等。整天躲在屋子里闷闷不乐，与外界隔离就是典型的退缩性反应。

理智性反应是意志行动的表现，如审时度势，积极进取，勇往直前，坚定不移等。

个性的变化则是持续或重大的挫折使挫折反应固定下来，形成习惯和个性特点，影响个性的形成发展，心态出现积极或消极两种变化。

对挫折的承受力：能否经受得起挫折，不仅取决于个体经受挫折时的心态，对挫折的认识、评价和理解，还取决于个体的心理承受能力。如何增强心理承受能力，积极应对挫折，有如下方法：

①正确对待挫折：要认识到挫折是普遍存在的，它是生活的一部分；

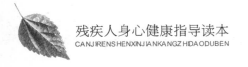

②改善挫折情境：用智谋预防、改变、消除或逃避挫折情境；

③总结经验教训：善于总结失败教训，以免重蹈覆辙；

④合理确定目标：要产生成就感、不受挫折影响，就要树立适合自己能力并且有挑战的目标。

培养自己良好的意志品质应该做到：

①形成积极的世界观、人生观和坚定的信念；

②掌握科学知识和技能；

③培养深厚坚定的情感；

④积极参加各种实践活动；

⑤学习先进人物，发挥榜样的作用；

⑥主动积极加强自我锻炼。

人的心理活动是人的认知、情感、意志等综合作用的结果。身体有残疾固然不幸，但这样的不幸是无法选择的，但是，我们可以选择今后的人生，我们可以通过后天的努力弥补身体不足，残疾人的未来也同样会是美好的。

● **知识窗**：奥尔兹的老鼠自我刺激实验

实验者在老鼠的下丘脑背部埋上电极，另一端与电源开关的杠杆相连。老鼠只要按压杠杆，电源就会接通，埋电极的脑部就会受到一个微弱的刺激。老鼠经过反复学习，逐渐形成了操作性条件反射。由于通过按压杠杆获得电流对脑的刺激，能引起快乐和满足，所以老鼠不断地按压杠杆，通过"自我刺激"来追求快乐。

（2）个性心理

认识、情感、意志活动统称心理过程（简称知、情、意）。心理过程是心理学的研究对象之一，这是人的心理活动具有共性的部分。由于每个人的先天素质不一样，后天所处的环境条件和受教育的状况也有差别，各自从事的实践活动内容和方式又不相同，因此，心理活动的过程具体到每个人的时候，表现也就各不相同。每个人独特的个性心理，也是心理学的重要研究内容。它包括个性心理特征（如气质、性格、能力等）和个性心理倾向（如需要、动机、兴趣、信念等）。

个性心理，就好比每个人都有一张与众不同的脸，千人千面。从心理学的角度看，每个人都有自己的心理面孔，这样我们可以在心理方面把一个人和另一个人区分开来。人的心理特点，也就是通常人们说的脾气秉性，它通过人的气质、性格、能力等方面表现出来。

气质在心理学层面，与我们以往对它的理解略有不同，气质是指人的脾气，是情绪和情感发生的速度、强度、平衡性、灵活性等特点。人的气质可分为4种类型：胆汁质（兴奋型）、多血质（活泼型）、黏液质（安静型）、抑郁质（抑制型）。古希腊医生希波克拉底创立的气质学说，用体液解释气质类型，虽然缺乏科学根据，但人们在日常生活中确实能观察到这四种气质类型的典型代表。活泼好动、敏感、反应迅速、喜欢与人交往、注意力容易转移、兴趣容易变换等等，是多血质的特征。直率、热情、精力旺盛、情绪易冲动、心境变换剧烈等等，是胆汁质的特征。安静、稳重、反应缓

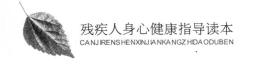

慢、沉默寡言、情绪不易外露，注意力集中但又难以转移，善于忍耐等等，是黏液质的特征。孤僻、行动迟缓、体验深刻、善于觉察别人不易觉察到的细小事物等等，是抑郁质的特征。因此，气质类型学说曾被许多学者所采纳，并一直沿用到现在。人的气质类型可以通过一些方法加以测定。但属于某一种类型的人很少，多数人是介于各类型之间的中间型，也就是混合型，如胆汁－多血质，多血－黏液质等。

现代心理学把气质理解为人的典型、稳定的心理特点，这些心理特点以同样方式表现在各种心理活动的动力上，而且不以活动的内容、目的和动机为转移。

儿童的气质也就是典型心理特点，往往很早就表露在游戏、作业和交际活动中。这说明气质较多地受个体生物组织的制约。也正因为如此，气质在环境和教育的影响下虽然也有所改变，但与其他个性心理特征相比，变化要缓慢得多，具有稳定性。

气质主要表现在人的心理活动的动力方面。所谓心理活动的动力，是指心理过程的速度和稳定性（例如知觉的速度、思维的灵活程度、注意力集中时间的长短），心理过程的强度（例如情绪的强弱、意志努力的程度）以及心理活动的指向性特点（有的人倾向于外部事物，从外界获得新印象，有的人倾向于内部，经常体验自己的情绪，分析自己的思想和印象）。气质给心理活动表现涂上了独特的个人色彩。

当然，心理活动的动力并非完全来自气质特性，它也与活动的内容、目的和动机有关。任何人，无论有什么样的气质，遇到愉快

的事情总会精神振奋，情绪高涨，干劲倍增；反之，遇到不幸的事
情就会精神不振，情绪低落。但是人的气质特征总会对活动产生一
定影响。换句话说，有着某种类型气质的人，常在内容全然不同的
活动中显示出同样性质的动力特点。例如，一个学生每逢考试就会
情绪激动，等待与友人的会面时会坐立不安，参加体育比赛前也总
是沉不住气等等。他的情绪易激动，会在各种不同场合表现出来，
具有相当固定的性质。只有在这种情况下才能说，情绪易激动是这
个学生的气质特征。

人的气质不同，适合做的工作也不同，胆汁质的人有爆发力，
可以从事激烈对抗性的活动，比如运动员；多血质的人灵活性好，
适合做销售方面的工作；黏液质的人沉着冷静，适合做理性、复杂
多变的工作；抑郁质的人耐性好，可以做持久枯燥性的工作。

性格是与社会关系最为密切的人格特征，在性格中有许多社会
道德含义。性格反映了人们对现实和周围世界的态度，并表现在行
为举止上。性格主要体现在人们对自己、别人、外界事物的态度和
所采取的言行上。所谓态度，是指个体对社会、自己和他人的一种
心理倾向，它包括对事物的评价、好恶和趋避等。态度表现在人的
行为方式上。

性格受人的世界观、人生观、价值观的影响，反映了一个人的
品德。具有道德评价含义的人格差异，我们称之为性格差异。性格
是在后天社会环境中逐渐形成的。性格有好坏之分，直接地反映出
一个人的道德风貌。

性格是人的心理的核心部分，和人的态度有关，也和人的习惯

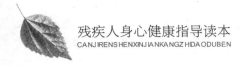
有关。性格是在社会生活中逐渐形成的，有人说：性格决定了人的成败。农民往往具有勤劳朴实的性格，军人往往具有雷厉风行的性格，工人往往具有忠实肯干的性格，性格都是他们在长期的社会生活中形成和固定下来的。如果一个人认为自己天生不如人，大门不出二门不迈，他的性格将会变成什么样呢？很可能变得更加内向懦弱。

性格同时也受个体的生物学因素的影响，由此可将性格类型分为六种：现实型、探索型、艺术型、社会型、管理型、常规型。

现实型的人喜欢户外、机械以及体育类的活动或职业。喜欢与"物"打交道而不喜欢与"人"打交道，喜欢制造、修理东西。喜欢操作设备和机器，喜欢看到有形的东西。有毅力、勤勉，但缺乏创造性和原创性。喜欢用熟悉的方法做事并建立固定模式，考虑问题往往比较绝对。不喜欢抽象理论和哲学思辨。往往比较传统、保守，缺乏良好的人际关系和言语沟通技巧，不善于表达自己的情感。当成为众人瞩目的中心时会感到不自在，通常被认为是比较腼腆害羞的人。绝大多数现实主义者都秉承着实事求是的生活和工作作风。

探索型的人好奇心强，好问问题，喜欢了解、解释和预测身边发生的事，有科学探索的热情。对于非科学、过于简单或超自然的解释多持否定和批判的态度。对于喜欢做的事能够全神贯注，心无旁骛。独立自主并喜欢单枪匹马做事，不喜欢管人也不喜欢被管，喜欢从理论和思辨的角度看问题。喜欢解决抽象、含糊的问题，具有创造性，常有新鲜创意，往往难以接受传统价值观。逃避那种高度结构化、束缚性强的环境，处理事情按部就班、精确且有条理，对于自己的智力很有信心。在社交场合常会感到困窘，缺乏领导能力和说服技巧。在人际关系方面拘谨、刻板，不太善于表达情感，可能会给人留下不太友善的印象，探索型的人应该更加注重自身的发展与创新精神。

艺术型的人有创造力、善于表达、有原则、天真、有个性。喜欢与众不同并努力做个卓绝出众的人，不喜欢从事体力劳动，不喜欢高度规范化和程序化的任务。喜欢通过艺术作品表现事物，表现自我，希望得到众人的关注和赞赏，对于批评很敏感。在衣着、言行举止上倾向于无拘无束、不循传统。喜欢在无人监督的情况下工作，处事比较冲动。非常重视美及审美的品位，比较情绪化且心思复杂。喜欢抽象的工作及非结构化的环境。对于亲密的人际关系感到有压力而逃避。主要通过艺术间接与别人交流以弥补疏离感，常常自我省思，思想天马行空，无拘无束，拥有强大的发散性思维。

社会型的人友善、热心、外向、合作。喜欢与他人为伍，能洞察别人的情感和问题。喜欢扮演帮助别人的角色，如教师、顾问等。喜欢表达自己并具有说服力，喜欢当焦点人物并乐于处在团体的中心位置。对于生活及与人相处都很敏感、理想化和谨慎。喜欢哲学问题，如人生、宗教及道德伦理问题。不喜欢从事与机器或资料有关的工作，或是结构严密、重复性的工作。和别人相处融洽并能自然地表达情感，待人处事圆滑，给别人以仁慈、乐于助人的印象，如果能够得到社会的认可，将对国家具有重大的贡献。

管理型的人外向、自省、有说服力、乐观，富有胆略，敢于冒

17

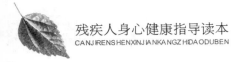
险。支配欲强，对管理和领导工作感兴趣，通常喜欢追求权力、财富、地位。善于辞令，总是力求使别人接受自己的观点，具有劝说、调配人的才能。自认为很受他人欢迎，缺乏从事细致工作的耐心。不喜欢那些需要长期智力活动的工作，管理型的人头脑清楚，思维敏捷，在社会生活中往往成为组织和他人的可靠保障。

常规型的人做事一板一眼、固执、脚踏实地，喜欢做抄写、计算等遵守固定程序的活动，可信赖、有效率且尽责。依赖团体和组织以获得安全感并努力成为好成员，在大型机构中从事一般性工作就能感到满足，不寻求担任领导职务。循规蹈矩就会感到很自在。不习惯自己对事情作判断和决策，因而不喜欢模棱两可的指示，希望准确了解上级到底要求自己做什么，对于明确的任务可以很好地完成。倾向于保守和遵循传统，习惯于服从、执行上级命令。喜欢在令人愉快的环境下工作，重视物质享受及财物。有自制力并能有节制地表达自己的情感，避免紧张的人际关系，喜欢自然的人际关系。在熟识的人群中才会自在。

美国职业指导专家霍兰德认为，每个人的性格都是这六种类型的组合，只是占主导地位的类型不同。而每一种职业的工作环境也是由六种不同的工作条件所组成的，其中一种占主导地位。一个人的职业是否成功，是否稳定，是否称心如意，在很大程度上取决于其个性类型和工作条件是否适应。

每个人都有自己独特的心理追求、人生目标，这和人的个性心理倾向密切相关。人们生活在不同的家庭、学校和邻里环境中，就会产生不同的兴趣和爱好，就有不同的需要，从而产生了不同的动机，出现不同的行为，向着自己设立的不同目标迈进。

人在社会中生存，必然要满足自己的各种需要，不但要满足生理方面的需要，还要满足精神方面的需要。例如人有衣食住行的需要；人们害怕战争，害怕自然灾害，害怕瘟疫；人有家的需要，有落叶归根的需求；人们内心里有受他人尊重的需要，有爱与被爱的需要，有实现自身价值的需要等。美国心理学家马斯洛认为这些需求可划分为以下五个等级：

①生理的需要

②安全的需要

③归属和爱的需要

④尊重的需要

⑤自我实现的需要

马斯洛认为：这五种需要都是人最基本的需要，都是与生俱来的，并将成为激励和指引个体行为的力量。这些需要的等级或水平不同，层次越低，它的力量就越强，潜力就越大。随着需要层次的上升，力量相应减弱。必须先满足低级需要，才能出现高级需要。

有的人的需要停留在第一和第二个阶段，有的人则不断地向更高层次追求，这样就形成了人的不同心理追求层次。很多人在被溺爱的环境下，低层次的需要很容易得到满足，这样一来就会丧失对高层次需要的追求，失去了对高层次需要追求的动力。

动机是由需要与诱因共同组成的。动机的强度或力量，既取决于需要的性质，也取决于诱因力量的大小。

实验表明，诱因引起的动机的力量，取决于个体到达目标的距

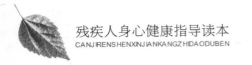

离。距离太大，动机的激发作用就会很小。人的动机不仅支配行为指向近期的目标，而且能指向远期的目标。因此，空间上邻近的目标，不一定具有最大的激发作用。动机的社会意义和价值也与动机的力量有直接的关系。成就理论告诉我们，除了目标的价值以外，个体对实现目标的概率的估计或期待也会影响动机。具体说来，影响动机的因素包括：

①童年所接受的家庭教育

②教师的言行

③竞争和竞赛活动

④学生的学习成绩

⑤个人对工作难度的看法

⑥个性因素

⑦自然环境和社会文化条件

人在竞争时会产生两种心理倾向：追求成就的动机和回避失败的动机。其中成就动机是指个体在完成某种任务时力图取得成功的动机。各人的成就动机都是不相同的，每一个人都处在一个相对稳定的成就动机水平。

人从事任何活动，总是出于从事这一活动的愿望。愿望是人对其需要的一种体验形式，它总是指向未来的能够满足需要的某种事物或行动。愿望既表现为想要追求某一事物或开始某一活动的意念，也表现为想要避开某一事物或停止某一活动的意念。如"饥渴"感觉的产生，意味着人有了充饥解渴的需要，这种需要被人以想要吃喝的愿望所体验，吃喝的愿望则导致吃喝的行动；反之，

"饱足"感觉的产生，则意味着饮食需要得到了满足，于是想要吃喝的愿望不复存在，从而又导致停止吃喝。

愿望可以由激情或思虑所引起。单纯由激情所推动的行动，是冲动的行动。人在进行这种行动时，一般对行动目的和后果缺乏清醒的认识，缺乏理智的控制，往往不能持久。相反，由思虑引起的愿望所推动的行动，是有意志的行动，这时人对于为什么要行动，行动要达到什么目的以及如何行动，有比较明白的认识，并且能为了达到目的而坚持不懈地努力。

愿望总是指向一定的对象，指向引起这种愿望并满足这种愿望的事物。当愿望所指向的对象激起人的活动时，反映这种对象的形象或观念就成为活动的动机。因此，凡是引起人去从事某种活动、指引活动去满足一定需要的愿望或意念，就是这种活动的动机。

动机是人的活动的推动者。它体现了人所需要的客观事物对人的活动的激励作用，把人的活动引向一定的、满足其需要的具体目标。

动机可以由当前的具体事物引起，如感到寒冷的人有取暖的需要，附近的木柴、引火物等，能引起他产生烤火的动机。但能引起动机的，远不限于当前的事物，也可以是事物的表象或概念，甚至是人的信念和道德理想等等。例如对真理和正义的坚信和热爱，个人的责任感或事业心，在一定条件下都能成为推动人去从事活动的动机。

复杂的活动通常不只与一种需要相联系，而是同时与多种需要相联系。相应地，一种活动可以同时为多种动机所推动。例如

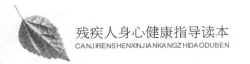
学生的学习动机，常常就不是单纯的。一类是比较广义的、概括的动机，如一个人对祖国对人民的责任感、义务感；另一类是比较局部的、狭隘的动机，如单纯地求得好成绩。广义的、受世界观和理想支配的动机比较稳定而持久，使人的行动长久地坚持一贯的方向；局部的动机则往往起着更直接的推动作用。对于年幼的学生，在培养其广义动机的同时，也要注意激发和维持他们的局部动机，以培养他们良好的学习态度。

动机的性质是多种多样的。不同性质的动机，对人具有不同的意义，推动力量的强度也不同。行动的方式、行动的持久性和行动效果，在很大程度上受动机性质的制约。

● **知识窗：费约的实验**

要求三组成人被试者（大学生）用右手食指拉起久布氏测力计上悬挂的重达 3.4 公斤的砝码。对第一组被试者不说明任何理由；对第二组被试者，要求他们使出自己最大的能力；对第三组被试者，则告之这种活动与一种社会性的重要任务有直接关系（例如拉砝码的动作同电力输送到工厂、住宅的效果有关）。结果显示，在三种不同的活动动机之下，社会性最丰富的动机能使被试者发挥出最大的力量。

动机是在需要的基础上产生的。与人的需要相对应，动机可分为天然动机和社会性动机，或称"物质性"动机和"精神性"动机。社会性动机按其内容的不同，可以分为物质生产活动的动机、科学活动的动机、文化艺术活动的动机、社会政治活动的动机等。其中艺术活动动机还可分为艺术欣赏动机和艺术创作动机。按照动机的社会价值，又可分为集体主义动机和利己主义动机等。可见人的动机是十分丰富而多样的。心理学的任务不在于研究这些动机的内容本身，而在于探讨不同动机对人的意志行动过程的作用和意义。

对于同一个体，各种动机所占的地位和所起的作用是不同的。某些动机比较强烈而稳定，另一些动机则比较微弱而不稳定。一个人最强烈、最稳定的动机，将会成为他的主导动机；这种主导动机相对具有更大的激励作用。在其他因素不变的条件下，人采取与他的主导动机相符合的意志行动时，通常比较容易实现目标。

在实际生活中有许多这样的例子。比如，少年儿童的游戏动机一般比较强固。有的学生在学习方面害怕困难，意志表现较差，但却有可能在同伙伴们的游戏活动中，面对困难表现出坚定的意志。一个有着强烈的创造动机和探索欲望的科学家，要他坚持做某项日常琐事（虽然他也想做）也许难以持久，但他却能长期孜孜不倦，数十年如一日地专攻他所面临的艰难课题。

前面曾经提到，不同性质的动机可以带来不同的推动力，但是某种动机对个体究竟能产生多大的推动力，最终还是取决于个体的动机体系的特点。比如游戏方面的动机，对于儿童就比对于成人的激励作用大；求知类动机对于学者和商人的激励作用也不相同。当我们谈论动机体系对人的行为的作用时，是侧重于同一种动机因在

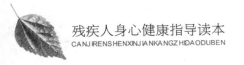

个体身上所占地位不同，而对人的行为产生的不同影响；当我们谈论动机性质及其力量时，是指二者在多数社会成员身上表现出来的一般趋向。前者说的是个别性，后者说的是普遍性。普遍性是由个别性归纳而来的，又具体地表现在个别性之中。

　　人的动机体系在后天实践中形成，因此会是发展变化的。首先，随着个体年龄和实践活动的发展，动机会不断地丰富和复杂起来。其次，动机体系的结构也会发生变化，其中主导动机可能发生转移。比如吃喝、游戏方面的动机在儿童时期十分重要，但到了青年时期，可能就退居次要地位。动机体系是随完整个性的改变而改变的。人在社会中生活并接受教育，在逐渐掌握社会行为规范的过程中，形成了义务、理想等观念，并根据社会需要逐渐学会自我要求。当社会要求转化为个体的主观需要时，就在此基础上形成了相应的动机，其他动机以及整个动机体系也不断地经受着改造。由于动机体系是在个体接受社会环境的影响下形成的，因此会反映个体的思想信仰、文化教养和道德面貌。

● **知识窗**：马努依连柯的实验

　　实验研究了不同动机对于儿童行为的影响。学龄前儿童活泼好动，要他们长时间站着不动是很困难的。但实验者安排了一种游戏情境，儿童所扮演的角色要求他们长时间地保持站立不动的姿势。这时情形就明显不同。较之单纯地提出要求，儿童在游戏情境中保持站立的时间要长了 3～4 倍。在这里，除了游戏带来情绪方面的有利因素以外，儿童的活动动机显然起了重要的作用。

兴趣是指个体针对特定的事物、活动及人所产生的积极和带有倾向性、选择性的态度和情绪。

每个人都会对他感兴趣的事物给予优先关注和积极探索，并表现出心驰神往。例如，对美术感兴趣的人，对各种油画、美术展、摄影作品都会认真观赏、评点，对好的作品进行收藏、模仿；对钱币感兴趣的人，则会想尽办法对古今中外的各种钱币进行收集、珍藏、研究。

兴趣不只是关心事物的表面，任何一种兴趣产生之后，都会因为获得这方面的知识或参与这种活动，使人体验到情绪上的满足。例如一个人对跳舞感兴趣，他就会主动积极地寻找机会去参加舞会，而且在跳舞时感到愉悦、放松和有乐趣，表现出积极而自觉自愿的态度。

兴趣也和个人的认识、情感有密切联系。如果一个人对某项事物没有认识，也就不会产生情感，更不会对它发生兴趣。相反，认识越深刻，情感越丰富，兴趣也就越深厚。例如集邮，有的人对集邮很入迷，认为邮票既有收藏价值，又有观赏价值，集邮既能丰富知识，又能陶冶情操，而且收藏越多，越丰富，就越投入，越专注，越有兴趣，于是就会发展成为一种爱好。兴趣是爱好的前提，爱好是兴趣的发展和实践，爱好不仅是一种对事物优先关注和向往的心情，而且表现为某种实际行动。例如对绘画感兴趣，由喜欢观赏发展到自己学画，那么就是对绘画有了爱好。

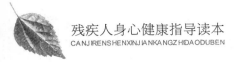

　　兴趣和爱好是受社会性制约的，环境不同，阶级不同，职业不同，文化层次不同，兴趣和爱好也不同。有的人兴趣爱好的品位比较高，有的人兴趣爱好的品位比较低，兴趣爱好品位的高低会直接影响一个人个性特征的表现和优劣。例如，对公益活动感兴趣，表明这个人乐于助人；对高雅的音乐、美术有兴趣，表明这个人很高雅；反之，对占小便宜感兴趣，对低级、庸俗的文艺作品有兴趣，则表现出一个人个性的低级。

　　兴趣和爱好有时也受遗传的影响，父母的兴趣和爱好会对孩子产生直接影响。年龄阶段和时代风气的变化也会对人的兴趣产生直接影响。就年龄方面来说，人们在少儿时期往往对图画、歌舞感兴趣，青年时期对文学艺术感兴趣，成年时往往对某种职业、某种工作感兴趣。这表明一个人随着年龄的增长、知识的积累，兴趣的中心在逐渐转移。就时代来讲，不同的时代，不同的物质和文化条件，也会对人的兴趣产生很大的影响。

　　但不管人的兴趣爱好是什么，都是以需要为前提和基础的，人们需要什么也就会对什么产生兴趣。由于人们的需要包括生理需要和社会需要，或称之为物质需要和精神需要，因此人的兴趣也同样表现在这两个方面。人的生理需要或物质需要一般来说是暂时的，容易满足。例如：人对某种食物或衣服感兴趣，吃到了、穿上了也就满足了；而人的社会需要或精神需要却是持久的、稳定的、不断增长的，是长期的、终生在不断追求的。例如人际交往、对文学和艺术的兴趣、对社会生活的参与兴趣。兴趣在需要的基础上产生，也在需要的基础上发展。如学生需要知识，掌握的知识越多，他的兴趣也就越广泛，越浓厚。

综上所述，心理学一方面研究人类心理活动的共性（心理活动过程），另一方面又在研究个体心理活动的个性（差异性），这就同时从纵向和横向解释了神秘的心理现象。

第二节　科学认识残疾人的心理健康

近年来，心理健康这一话题逐渐引起了社会的普遍关注。在当今社会生活压力越来越大的情况下，心理问题也在不断困扰着一些残疾人朋友。

一、心理健康的概念

1949 年，联合国世界卫生组织（WHO）对健康作了新的定义，即："健康不仅是没有疾病，而且包括躯体健康、心理健康、社会适应良好和道德健康。"由此可知，健康不仅仅是指躯体健康，还包括心理健康、社会适应良好等。心理健康是指：个体的心理活动处于正常状态，即认知正常，情感协调，意志健全，个性完整和适应良好；能够充分发挥自身的最大潜能，以适应生活、学习、工作

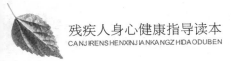
和社会环境的发展与变化。在世界卫生组织对健康的定义细则中，心理健康的内容包括：

（1）有足够充沛的精力，能从容承受日常生活和工作的压力而不会过度紧张。

（2）处事乐观，态度积极，乐于承担责任，事无巨细不挑剔。

（3）善于休息，睡眠良好。

（4）应变能力强，能适应外界环境的各种变化。

要保持心理健康、就要全面正确地了解自己，正视自己。俗话说，"人贵有自知之明"，但事实上，并不是每个人都能做到这一点，常常是当事者迷。人们对于自己的优点、缺点、兴趣、气质、性格等往往缺乏准确了解。因而有的人不自量力，想入非非；有的人过分自卑，丧失信心。这就需要我们对自己做出恰如其分的、客观的估量，既不要狂妄自大，也不要妄自菲薄。对自己存在的不足与缺陷，要勇于面对，勇于承认，并努力弥补。防止过高或过低地估计自己。

我们应当正视现实，一切从实际出发。所谓现实，就是不以人的主观意志为转移。应当增强心理承受力。所谓心理承受能力，是指面对挫折，能够保持心理的正常状态。特别是在遇到不顺心的事、遭受较大挫折时，可以制止、避免自己行为失常，也就是可以经受住来自环境的各种打击，从而更好地适应环境的能力。有些人心理承受力太差，一遇到刺激和打击，就很容易感到苦恼，无法接受，钻进牛角尖。而有些人自幼娇生惯养，受到过分保护，有求必应，一帆风顺，以致应对挫折经验不足，以后在生活中一遇到风风雨雨，磕磕碰碰，就表现出逃避或抗拒等反常行为，这样的人都难以适应社会。因此，我们应当有意识地去经风雨、见世面。可以有意识地给自己出些难题，再独立设法解决，从而积累战胜挫折的经验。

二、保持心理健康的方法

著名心理健康专家乔治·斯蒂芬森博士总结出十一条保持心理健康的方法，可供读者朋友参考：

（1）苦恼时，找你所信任、谈得来的，同时头脑也较冷静的知心朋友倾心交谈，将心中的忧闷及时发泄出来，以免积压成疾。

（2）遇到较大的刺激，或遭到挫折、失败而陷入烦闷状态时，最好暂时脱离你所面临的情境，转移一下注意力，以便恢复心理上的平静，将心灵的创伤填平。

（3）当情感遭到激烈震荡时，宜将情感转移到其他活动上去，忘我地去干一件喜欢干的事，如写字、打球等，从而将你心中的苦闷、烦恼、愤怒、忧愁、焦虑等情感转移、替换掉。

（4）对人要谦让，自我表现要适度，有时要学会当配角和做后台工作。

（5）多替别人着想，多做好事，可使你心安理得，心满意足。

（6）做一件事要善始善终。当面临很多难题时，宜从最容易解决的问题入手，逐个解决，以便信心十足地完成所有的任务。

（7）性格急躁的人不要做力不能及的事，避免失常和陷入紧张、焦躁、心理压力过大的状态。

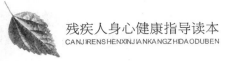
（8）对别人要宽宏大量，不强求别人都按你的想法去办事，能原谅别人的过错，给别人改过的机会。

（9）保持人际关系的和谐。

（10）自己多动手，摆脱依赖心理，不要老是停留在观望阶段。

（11）制订一份既能使你愉快又切实可行的休养身心的计划，使自己有所期待。

三、怎样判断您是不是患有心理障碍

要判断自己是不是患有心理障碍，可以从以下 6 方面自查：

1. 是否有人际交往方面的障碍？比如：对人际交往感到恐惧，在人前感到自卑，在社交场合会手足无措、脸红心跳。

2. 是否经常情绪恶劣？比如：经常悲观、抑郁、焦虑、烦躁，或者易怒、喜欢攻击别人。

3. 是否有查不清楚原因的躯体痛苦？比如：身体的某部分长期慢性疼痛、自主神经紊乱、体力下降、长期失眠等。

4. 工作、学习和注意力是否有明显下降等。

5. 是否有反常的、自己控制不了的行为？比如：反复洗手、关门、做鬼脸等。

6. 是否极度讨厌自己和他人？

每一个健康人都或多或少地有一些心理问题，只有达到一定强度和持续一定时间的，才算得上是心理障碍。所谓一定强度，是指这些症状比较严重地影响心情和工作能力；所谓一定时间，是指这些症状持续的时间在 3 至 6 个月及以上。

四、怎样判断您所患心理障碍的轻重

对于患有心理障碍的人，客观判断其轻重程度是很重要的，可以使较轻程度的患者不必担负沉重包袱，使程度较重的患者引起警觉，得到及时治疗。

判断心理障碍的轻重，有三方面标准，最重要的标准就是检验现实的能力，它涉及一个人的主观判断与客观现实的吻合程度，主观判断与客观现实吻合度越差，现实检验能力越弱，心理障碍也就越重。重症精神病人对事物的判断被幻觉和妄想所控制，严重脱离现实，是现实检验能力最差的人，所以他们的心理障碍最重。判断心理障碍轻重的第二条标准，就是对人际关系和压力的适应能力。适应能力越差，心理障碍就越重。重症精神病人的适应性明显退化，只能躲在自恋的小圈子里，只能和自己以及自己的幻觉和妄想为伴；边缘障碍的患者只能适应非常有限的人际交往，处于半自恋、半公开的边缘生活状态；神经症患者通常可以适应一般的人际交往和压力，只不过适应能力打了折扣。判断心理障碍轻重的第三条标准，就是心理发育受损的阶段，受损越早，障碍越重。如果在出生后六个月内心理发育受损，精神障碍在重症范畴，可能出现精神分裂；六个月至十八个月内心理发育受损，属于重症心理障碍，可能出现边缘型心理障碍、癔症；两岁至三岁期间受损，容易产生强迫或自恋障碍；三至五岁受损，容易出现社交恐怖等神经官能症和性心理障碍。结合上述三条标准进行自查，就能对心理障碍的轻重程度有比较准确的判断了。

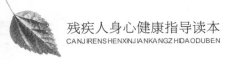

五、有了心理障碍，您该怎么办

人们知道自己有了心理障碍之后，第一反应往往是自卑，觉得自己被划到软弱无能的那类人中去了。其实，一个人是否患有心理障碍，往往不是由个人的意志决定的，也只反映一个人的成长环境和背景，不是判断一个人是否坚强、是否有价值的标准。

人们得知自己有了心理障碍后的第二个反应，就是悲观失望，开始以为自己是世界上唯一的也是最不幸的人，有了没法治愈的疾病。其实，据保守估计，人群中的心理障碍患病率在百分之二，也就是说，在我国的十几亿人口中，至少也有两千万症状大同小异的心理障碍患者。心理障碍不是不可治愈的，大部分心理障碍都可以通过治疗得到缓解和治愈。只不过需要付出一些精神、经济和时间上的代价。所以，患了心理障碍既不可悲也不可怕，要勇敢面对自己患了心理障碍的这个现实。

有了冷静的判断之后，就可以慢慢地思考怎样克服自己的心理障碍。面对心理障碍，采取积极的心态会比较有益：首先要接受现实，认清形势；其次，必须承担起治疗心理障碍的主要责任；最后，在条件许可的情况下，寻求专业心理帮助或专业心理治疗。

六、在哪里寻求专业心理帮助

目前，社会上提供心理帮助的机构和部门很多，概括地说，有心理热线、心理咨询中心、心理门诊或心理诊所、心理病院和精神病院。这些心理帮助资源各有所长，也各有所短，心理障碍患者应该根据自身问题的特点，选择合适的求诊部门。

一般说来，紧急的日常心理危机，比如自杀、家庭纠纷和一过性的心理烦恼，可以通过心理热线暂时得到缓解。学习障碍、轻度社会适应不良，适合到社会教育工作者主办的心理咨询中心进行心理咨询。神经症、人格障碍和性心理障碍等发病时间较长并有一定人格基础的心理障碍，适合去心理门诊或心理诊所，接受系统的心理治疗。而精神分裂症或躁狂抑郁症等重症精神病，在发作期间适合到精神病院，接受以药物治疗为主的专业治疗。

第三节　残疾人的心理健康现状

残疾人是一个特殊困难的弱势群体，我国有 8300 万残疾人，占总人口比例的 5% 左右。根据《中华人民共和国残疾人保障法》中的定义，残疾人是指在心理、生理、人体结构上，某种组织、功能丧失或者不正常，全部或者部分丧失以正常方式从事某种活动能力的人。残疾类型包括视力残疾、听力残疾、言语残疾、肢体残疾、智力残疾、精神残疾、多重残疾和其他残疾。

残疾人由于其特殊的生理条件，比一般人更加敏感，更加容

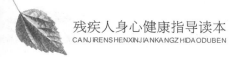

易受到心理压力的伤害，因此，残疾人从心理层面上也就更加需要得到专业人士的帮助和指导。一项关于残疾人的心理抽样调查显示，受调查者中49.5%有轻度及以上的抑郁症状，其比例高于健全人一倍以上，很多人需要得到专业的心理抚慰。心理专家认为，从生理、心理和社会角度，对残疾人的损伤、残疾和残障问题进行心理干预，可以提高残疾人的心理健康水平，帮助他们恢复社会功能，克服身心障碍，以健康的心理状态充分平等地参与社会生活。目前，残疾人在心理治疗方面的困难主要是：他们不愿意接触心理咨询机构，因为有不适感；另外，心理咨询的费用往往也是多数残疾人无法承担的；同时还有行动不便等其他因素，致使许多残疾人的心理问题没有得到及时、必要的解决。

由于残疾类别、残疾程度以及致残时间（先天致残或后天致残）不同，残疾人的认知特点也是不一样的。比如说盲人由于视觉丧失，尤其是先天性视力残疾人或幼年致残的人，缺乏甚至根本没有空间概念，无法获取视觉形象，没有对周围事物的完整图景的认识。由于人的外部信息90%来自视觉通道，因此盲人的形象思维很不发达，即便他们的听觉和触觉非常灵敏，也无法弥补这一损失。不过，由于盲人没有视觉信息的干扰，形成了爱思考、善于思考的习惯，相应的，他们的抽象思维和逻辑思维比较发达。由于他们的听觉灵敏，记忆力好，词汇量比较丰富，言语能力特别强。许多盲人都给人一种健谈、说话有条理、词汇丰富、语言生动、说理充分的印象。相比之下，听力残疾人则是另一种情况。他们丧失了听力，靠手语与别人进行交流，靠视觉器官获得直观信息，因此视觉敏感，形象思维非常发达，而逻辑思维和抽象思维相对逊色。

一、残疾人的心理特征

（1）孤独感：这是残疾人普遍存在的一种情感体验。残疾人在生理上或心理上有某种缺陷（如言语残疾人有语言障碍，肢残人和盲人有行动障碍），活动的场所相对较少，交流的对象相对有限，久而久之就会产生孤独感，随着年龄的增长，孤独感会日益增强。

（2）自卑感：这是残疾人普遍存在的一种情感体验。残疾人在生理或心理上的缺陷，使他们在学习、生活和就业上面临诸多困难，如果他们从亲属及其他社会关系中得不到足够的支持和帮助，甚至遭到厌弃或受到歧视，就会产生自卑心理。与健全人相比，他们在婚恋、家庭等问题上遇到的不顺心，更容易导致自卑感加重。

（3）过于敏感：残疾的状态容易造成当事人过多地关注自己，因而对别人的态度和评论格外敏感，尤其是反感别人对自己带有贬义的、歧视或侮辱性的称呼。如果有人做出损伤他们自尊心的事情，他们往往难以忍受，当场流露出愤怒情绪或在冲动之下采取手段加以反击。

（4）情绪反应强烈且不稳定：这种特点在许多残疾人身上都相当突出。如听力言语残疾人情绪反应强烈，而且多表现于外，容易与别人发生冲突；而盲人情绪反应多隐藏于内心，虽然情感体验很激烈，但情绪表现却不太明显，而且爆发性情感较少。

（5）富有同情心：残疾人往往对同类型的残疾人有特别深厚

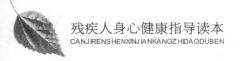
的同情心，与其他类型的残疾人很少交流，如盲人很少与听力言语残疾人交流，更少通婚。这主要是因为残疾类型不同，交流起来很不方便。

此外，每一类残疾人又有独特的性格特点。盲人通常性格内向，温文尔雅，但其内心世界的情感体验深沉而含蓄，他们喜欢思考问题，探索问题。听力言语残疾人则与盲人相反，他们的性格比较外向，耿直豪爽，很少拐弯抹角。他们观察事物往往关注表面现象，而不太注意事物的内在联系，他们偏重于物质世界，直接表达情感。肢体残疾人的性格特点主要表现为倔强和自我克制，他们可以忍受一些不平和怨恨，到了忍无可忍时才会爆发。至于智残人，由于他们的心智水平低下，因而大多不能形成完整的人格，特别是严重智残者，只能由生物本能来支配自身的行为。

一般说来，残疾人由于自身的缺陷或存在的障碍，不能正常参与家庭生活及社会生活，普遍有心理上的自卑感。又因为绝大多数残疾人在家庭中的生活时间远远超过家庭以外的社区或社会生活时间，所以这种自卑感在家庭生活中表现得十分明显。

残疾人在家庭中的地位，受到经济、社会伦理以及社会心理等方面的影响，处于弱势状态。

二、残疾人的常见心理问题

（一）残疾人的自卑感与孤独感

1. 自卑感，压力来自家人

残疾人家庭，在社区里和社会上往往比其他家庭承受着更大的压力。这些压力来自经济、教育、伦理、习俗等各个方面。

调查表明，有残疾子女的父母，为了照顾残疾子女，往往要放弃自己对事业的追求，不能随意选择职业，更不能远离家庭去工作，甚至要提前办理退休手续；有残疾兄弟姐妹的年轻人，往往被迫降低自己选择伴侣的条件，或者一再推迟婚期以照顾或从感情上对残疾兄弟姐妹有所慰藉；有残疾父母的青少年，常常因为经济上的困难、家务的拖累而影响求学。后天致残的残疾人与先天残疾的残疾人有较多区别，其中突出的一点就是：当伤残发生时，许多人不愿意承认或不敢正视残疾的事实，千方百计地寻求"治愈"的办法，心理学上称为"否认期"。而这不幸的事实不仅动摇着这些残疾人的生存信念，也将直接影响他们的配偶、父母和子女，使他们陷入极度的痛苦中。

2. 自卑感，压力来自社会现实

尽管残疾人在家庭中一般会受到父母的爱怜和兄弟姐妹的关照，但实际上，这种家庭式的关怀正反映出残疾人的劣势地位和被同情、被援助的弱小处境。这种情况反映到社会上，就是各个阶层的不同群体都一致认为残疾人是值得"同情"、"可怜"、"照顾"、"扶持"的不幸者；也有一些更错误的认识，把残疾人当成社会的"累赘"、"包袱"，甚至把残疾与丑陋、罪恶联系在一起，有的残疾儿童家长甚至产生负罪感。社会现实的压力十分强大而普遍，是残疾人产生心理障碍的重要因素。

3. 自卑感，压力来自家庭

家庭地位和社会地位是一致的，残疾人社会地位的低下，也就

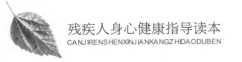

决定了他们在家庭中的地位比较低下。家人的亲情，弥补了这种落差，也暂时掩盖了这种不平等，但这并不意味着在社会生活中处于劣势的残疾人在家庭中就能实现平等。各类残疾人在家庭生活中同样饱受自卑感的困扰。

家庭是一个世代传递和不断更替的社会组织。繁衍后代、绵延种族，是家庭的特殊任务，所以家庭成员必须担负起生育、抚育和赡养等职责，而残疾人想完成这些特殊的任务，面临着较大的困难。从这个角度看，他们在家庭中的自卑感不仅十分明显，十分强烈，而且非常持久。

另外，由于残疾人普遍缺乏经济自主权和独立生活的能力，或者缺乏必备的生活条件如住房等，因此，在家庭生活中对父母和兄弟姐妹有很大的依赖。中国残疾人对家庭的依赖，是由各种社会原因造成的。这种依赖，也导致残疾人在家庭中往往处于附属、次要的地位，无权商讨重大事项，容易产生自卑感。

4. 人的孤独感是普遍存在的

人的孤独感在不同时间、空间普遍存在。对残疾人来说，不能适应周围的生活环境，又渴望身体残损得到补偿，从而产生比健全人更大的心理负担，其孤独感也更为强烈，更为持久。

残疾造成的学习、生活、社会交往的障碍，使残疾人往往需要比健全人更多地集中精力和付出代价，才能获得成功，所以过重的心理负担所产生的困扰，有时甚至会超过身体障碍，使他们陷入异常悲观、自顾不暇的境地，很难有精力和情绪去留心外面的世界，甚至完全无法对他人和社会发生兴趣。这种不适应、不了解外部世界的情况，使相当多的残疾青少年缺乏社会群体意识和社会交往、合作的能力，从而进一步导致孤僻性格的形成。

孤独感是青年的显著心理特征。由于一个人的自我意识是在青年期逐渐觉醒并建立的，青年往往用隐蔽思想、封闭感情的方式来抵制这种孤独感，同时对社会上的歧视与偏见有强烈的对抗心理。一般青年不过是朦胧地感受到这种孤独感，残疾青年的体验则更为深刻而具体，有的人一直到中年时期还要忍受孤独和寂寞。

残疾，不是妨碍行为，就是妨碍语言，妨碍观察，使正常的人际交往变得困难重重，有时甚至徒劳无功。同时，社会上许多客观因素也在阻碍残疾人的社会交往，如拥挤、秩序混乱的公共交通，忽视残疾人特殊需要的道路和其他公共设施，使得大批残疾青年对社会望而生畏，活动范围大大缩小。社会环境加重对残疾人心理的负面影响。

（二）残疾人的焦虑和抑郁心理

后天致残的残疾人一般很难接受残疾的现实，几乎都会产生不同程度的焦虑或抑郁情绪。以北京博爱医院调查的截瘫患者为例，在住院期间，伤残者的焦虑情绪往往表现为下列症状：

（1）夜间睡眠不好；

（2）常常要小便；

（3）手脚经常湿冷；

（4）不容易心平气和安静坐着；

（5）总觉得还会发生什么不幸；

（6）手脚麻木和有刺痛感；

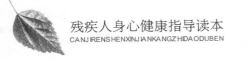
（7）因头痛、背痛、颈痛而苦恼；

（8）比其他人更容易紧张和焦虑；

（9）容易衰弱和疲倦；

（10）呼吸异常困难。

上述焦虑症状，在健全人身上也有不同程度的表现，如常常要小便、手脚经常湿冷、总觉得还会发生什么不幸等，但在残疾人身上表现得尤其显著。

总的看来，残疾人的心理问题，与家庭和社会环境密切相关。关注残疾人的心理健康，首先应该从对待残疾人的正确态度入手，有句话说得好，"尊重比同情更重要"。我们不应用居高临下的同情和怜悯的态度去与残疾人相处，而应像对待普通人一样去对待他们；有关部门可以着力培养一批残疾人成为心理咨询师，来为这个群体服务，因为残疾人心理咨询师更富有同理心，而且更容易使前来咨询的残疾人产生归属感和安全感，更容易打开他们的心扉，让他们接受帮助。

要改善残疾人的心理健康情况，就要从我国目前社会的现实情况着手。

首先，保护残疾人合法权益的法规还不够健全完备，还有相当多的地方对于《残疾人保障法》不够重视，没有认真贯彻落实，而老少边穷地区实施《残疾人保障法》有很大困难。另外，与《残疾人保障法》配套的法律法规还不完备，在残疾儿童的医疗、入托和残疾青少年入学等方面，还需要有更加切实可行的政策；关系到残疾人谋生自立的就业法规，也需要花更大的力量去执行；无障碍环境在很多城市尚未推进；社会保障还未能全面覆盖生活在农村的广大残疾人。大多数残疾人参与社会的种种障碍还不能完全消除，这就使他们很难独立生活和组织自己的小家庭，不得不依靠父母或其他家庭成员以及亲友的帮助，在联合家庭中生活。

其次，目前社会和社区为残疾人提供的帮助是十分有限的。近年来，城市社区服务和部分地区社区康复的开展，减轻了残疾人对家庭的依赖，对他们回归社会很有益处。不过，大多数城镇的社区服务还在建立和完善之中，有些工作只停留在表面上。由于人力和财力所限，正在开展社区服务和社区康复的城市还面临着一系列新难题。而在很多中小城市，社区康复还是一个陌生的名词。在衣食住行很少得到社会和社区帮助的情况下，残疾人只能更多地依赖家庭成员的照顾。

第三，政府目前尚无能力拿出大量资金来满足残疾人日常生活、医疗、求学和就业等方面的需要。残疾人因自身的障碍，很难与健全人在社会上竞争。即使获得了可以维持自己生活的经济收入，在其他方面仍然需要自己的家庭成员的帮助。

第四，长期形成的社会习俗和家庭伦理观念，使很多残疾人认为依靠父母、子女和其他家庭成员生活是天经地义的，关心家庭中的残疾人固然是每个成员责无旁贷的义务，但在西方，子女成年后都要离开父母独立谋生，而在中国，没有结婚的青年即使年龄很大了仍习惯与父母同居，残疾人则更习惯这种家庭结构和生活方式。虽然大多数残疾人也有独立谋生的要求，但在遇到各种困难的情况下，传统的习俗和家庭伦理观念会使他们的独立愿望逐渐淡化，一

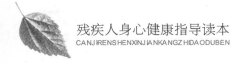

些残疾人甚至担心因此导致家庭纠纷而止步不前。这样的时候，就特别需要为他们提供社会康复服务。

社会工作者从事的社会康复工作，是一门综合运用医学、法学、社会学、工程学、护理学等现代科学所提供的知识与技能而形成的以应用为主的专业学科。它是调动社会力量来帮助有特殊困难的人们满足社会需求的一系列有组织、有目标的活动。它的具体功能是积极、科学地解决在社会发展过程中由于各种关系的失调和冲突所造成的病伤残者与家庭、单位、社会之间的矛盾。社会康复工作以协调人际关系、增进社会福利和提高病伤残者生活质量为目的，维护社会的安定，促进社会的发展与进步。

残疾人经过医疗、心理、教育和职业一系列康复之后，摆在他们面前的仍然是严峻的现实：社会并不会轻易向他们敞开大门，这无疑将会影响到他们治疗的积极性和参加各种康复活动的热情。于是，社会康复就又负有了特殊职能，它的主要任务之一就是建立起残疾人和外界的沟通桥梁，一方面，唤起社会对残疾人的理解，与全社会一起创造帮助残疾人平等参与社会生活的条件；另一方面，帮助残疾人认识和适应现实社会，使他们意识到自己不仅有生存的权力，而且还有为社会尽责的义务。

在现实生活中，饱受身心痛苦折磨的残疾人，心理往往会出现异常，包括自卑、孤独、焦虑和抑郁，甚至企图自杀。如果心灵的天平不能保持平衡，要想战胜残疾、重返社会几乎是不可能的，外部世界对残疾人心态所产生的影响当然不可低估，但更重要的是，残疾人自身要努力弥补因为身残而导致的心灵残缺。

在现代社会中，从来没有一个人是完全独自生活和活动的，他永远是某一个社会集团或群体的成员。从这种意义上说，残疾人的社会交往和人际关系，直接影响着其他人群的社会活动和生活质量。残疾人是一个特殊的群体，其影响无处不在。每一个残疾人和健全人，都应当把建立美好和谐的人际关系当做安身立命的根本大事重视起来，只有这样，我们的生活才会更美好，社会才能和谐，我们的文明与进步事业才会健康、迅速地发展。

第四节　正视残疾人的心理问题

残疾人生理上的障碍，在一定程度上会限制他们的生活范围，影响他们的社会交往距离，感知上的受限也会影响他们对客观环境的正确理解和判断，以此难免会出现心理上的困惑、心理上的问题。

一、残疾人自我心理调整与自测

（一）残疾人心理的自我调整——消除自卑感

自卑是由精神分析学派心理学家首先提出的概念，现在一般指个人由于生理缺陷或心理缺陷，产生轻视自己的心理，认为自己在

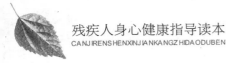

某些方面不如别人。由于生理缺陷，残疾人往往有较重的自卑心理：离群、孤立、丧失自信、缺乏荣誉感等，常见表现为忧郁、悲观、孤僻。自卑感严重的残疾人大多性格内向，情感脆弱，害怕当众出丑。

1. 自卑的形成有以下几个原因：

第一，生理的缺陷使残疾人不能正确认识自己的社会地位和处境，产生自卑感。

第二，消极的自我暗示抑制了交往时的自信心。在面临新环境时，对自己的能力信心不足，消极心理暗示造成的心理负担限制了能力的发挥，导致失败。这种结果又形成一种消极反馈，印证了自卑者的认识，使自卑感在内心根深蒂固。

第三，自我认识不足，对自己的评价过低。例如残疾人常通过别人的评价和与他人比较，来判断自己的长短优劣，性格内向使得他们往往更容易接受较低评价，以己之短比人之长，同时反省自己，过度严格要求自己，越严越觉得自己不足，形成消极自我评价的恶性循环。

第四，挫折的影响。残疾人在受挫后，由于感受性高而耐受性低，微弱的挫折也常会给予他们难以忍受的打击，导致自卑。

2. 自卑的表现

与健全人不同的是，残疾人本身不一定能明确意识到自己有自卑感。他们的自卑感有特定的表现形式，主要有以下几种：

第一，孤僻怯懦型。这类残疾人认为自己处处不如别人，谨小慎微，他们对外界、陌生人和新环境有一种畏惧感和不安感，往往生活在忧伤情绪之中。

第二，咄咄逼人型。这类残疾人一般以被动角色出现，但在某些条件下会表现出盛气凌人的进攻姿态，这是由于当他们自卑到极点的时候，采取怯懦态度已无法排解自卑之苦，于是转变为脾气暴躁，动辄发怒，即使是鸡毛蒜皮的小事也要借口挑衅。

第三，滑稽幽默型。少数残疾人通过自嘲或扮演滑稽的角色来掩盖内心的自卑。

第四，否认现实型。少数残疾人没有信心和勇气去改变和面对现实，采取了否认与回避的方式，典型表现为借酒浇愁。

第五，随波逐流、认命型。部分残疾人不敢有独立主张，通过尽量与别人保持一致来获取安全感。亦有部分残疾人努力拼搏过，但一旦失败或未达到目标，就会将一切归咎于命运。

3. 残疾人自卑心理寻源

自卑性格形成于儿童时代。以听力残疾人为例，他们自卑心理的成因印证了这种理论，并具有特殊性。

听力残疾的成因有以下三种：第一种为先天性耳聋，由于基因、遗传或发育期不良而产生。第二种为中毒性耳聋，由于婴幼儿、儿童期注射药物不当而引起。第三种为器质性病变或外伤引起。据统计，中毒性耳聋致残占较大比例，而中毒性耳聋的听力残疾人，最容易产生自卑感。

接受高等教育的听力残疾学生大多数为中毒性耳聋致残，在学语初期因药物损伤了听神经而导致障碍性耳聋，在个体认识形成和学习的过程中产生遮断，从而无法形成正常的意识和逻辑。自身的

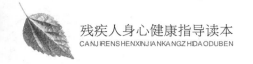
生理缺陷和环境的压力、家长的态度、家庭的娇纵和放任、特殊学校的教育环境、社会的态度等，容易使他们产生强烈的自卑心理。他们的自卑往往在儿童时期就表现出典型的特征：长年情绪低落，过度怕羞，拒绝交朋友，难以集中注意力，过分追求表扬，贬低、妒忌他人，回避竞争、竞赛，对挫折或疾病难以承受甚至自暴自弃。

（二）残疾人摆脱自卑感的对策

人的性格、气质一般比较稳定，不容易改变，但自卑可以通过正确的认识和有意识的行为而得到改善。心理学认为，可以从以下几个方面入手：

第一，正确认识自己，提高自我评价。形成自卑的最主要原因是在社会学习及交往中不能正确认识自己和对待自己，因此要摆脱自卑感，必须从改变认识入手，从学生时期开始引导残疾人发现自己的长处，充分肯定自己的成绩。

第二，改变认识问题的方法。引导残疾学生，使他们不再把与他人相比作为树立自信心的唯一标准，学会多与自己比较，通过发现自己的进步来树立自信心。

第三，正确认识自卑感。多数残疾人无法意识到自己有自卑感，对于残疾学生，自卑类似天性，无法有效克服，容易盲目悲观。实际上，在学习及生活中，残疾人往往比较谦虚，善于体谅他人，少与人争名夺利，为人处世小心谨慎，稳妥细致，一般人都比较相信他们，乐于与之相处。帮助他们认识到这些优点，可以为消除自卑感奠定心理基础。

第四，进行积极的自我暗示，自我鼓励。引导残疾人通过使用含蓄、间接的方法，在心理层面进行积极的自我刺激。即使处于不利地位，也要鼓励自己增加信心，凡事不应当奢望过高，要从实现微小目标、获得微小满足开始，只有从能够把握住的小小成功中不断获得信心，才能逐步由自卑走向自信。

第五，积极与他人交往。通过与人的交往，可以感受他人的喜怒哀乐，心胸就会变得开阔。通过与人的交往，可以倾吐心声，了解他人的长处、短处，在比较中正确认识自己。通过与人交往，可以看到许多人也像自己一样在奋斗和挣扎，在苦闷。与他人分享生活经验，可促进自卑者向自信转变。残疾人的人际交往有一定的障碍，积极的交往可以促进残疾人认识自己，消极的交往则会使残疾人产生自卑感，必须注意给予正面积极的宣传引导。交往对象的综合素质往往决定交往的结果。

自卑与自信是人性格中的两面，既相互排斥又相互依存。徒有自信而无自卑会忘乎所以，徒有自卑而无自信会一事无成。引导残疾人走出自卑情结、建立自信，是一个漫长的过程，这一过程需要个人、家庭、社会多方面的努力。学会把握自信与自卑的平衡，感觉的平衡，心理的平衡，是残疾人回归社会，走向积极人生的第一步。

（三）心态的自我判断和案例分析

心理学的观点认为：人的认知和情感所形成的态度，决定了人的行为方式，人的行为方式决定了人的性格，而人的性格决定了人的未来。

生活在同一个世界中，有的人看到的都是美好，有的人看到的都是邪恶，有的人看到的都是光明，有的人看到的都是黑暗；有的

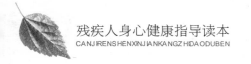

人每天都在追求，每天都很快乐，也有的人每天都在虚度光阴。你是哪一种人呢？不妨用下面这个故事来判断。

在一位农夫的果园里，紫红色的葡萄挂满枝头，令人垂涎欲滴。安营扎寨在附近的狐狸们早就想享受一下了。

第一只狐狸来到了葡萄架下，发现葡萄架要远远高于它的身高。它站在下面想了想，不愿就此放弃，机会难得啊！想了一会儿，它发现了葡萄架旁边的梯子，回想农夫曾经怎么使用，就学着农夫的样子爬上去，顺利地摘到了葡萄。

这只狐狸直接面对问题，没有逃避，最后成功解决了问题。

第二只狐狸来到了葡萄架下，它也发现以它的个头这辈子都无法吃到葡萄了。它心想，这个葡萄肯定是酸的，吃到了也很难受，还不如不吃。于是，它心情愉快地离开了。

这只狐狸的心理，是心理学当中经常提到的"酸葡萄效应"，也可以称为"文饰作用"或"合理化解释"，是指当真正的需求无法满足时，编造一些理由来自我安慰，以消除紧张、减轻压力，使自己摆脱不满、不安等心理状态，是一种心理防御机制。

第三只狐狸来到了葡萄架下，看到高高的葡萄架，并没有气馁，它想：我可以向上跳，只要我努力，我就一定能够得到。"有志者事竟成"的信念支撑着它，可是事与愿违，它跳得越来越低，最后累死在葡萄架下，献身做了肥料。

这只狐狸的行为，在心理学上我们称为"偏执"，即反复重复某种无效的行为，有时我们也称它为强迫症。这说明，不是任何问题最终都能得到解决，而要看自己的能力、当时的环境等多种因素，量力而行。

第四只狐狸来到了葡萄架下，一看到葡萄架比自己高，愿望落空了，便破口大骂，撕咬自己能够碰到的葡萄藤，正巧被农夫发现，一铁锹把它拍死了。

这只狐狸的行为我们称为"攻击"，这是一种不可取的应对方式，于人于己都是有害无利的。

第五只狐狸来到了葡萄架下，它一看自己的身高在葡萄架下显得如此渺小，便伤心地哭起来。它伤心为什么自己如此矮小，如果像大象那样，不就想吃什么就能吃什么了。它伤心为什么葡萄架如此高，自己辛辛苦苦等了一年，本以为能吃到，没想到是这种结果。

这只狐狸的表现，我们在心理学上称为"倒退"，即个体在遇到挫折时，从人格发展的较高阶段退到人格发展的较低阶段。

第六只狐狸来到了葡萄架下，它仰望着葡萄架，心想，既然我吃不到葡萄，别的狐狸肯定也吃不到，如果这样的话，我也没什么好遗憾的了，反正大家都一样。

这只狐狸的行为，在心理学中称为"投射"，即把自己的愿望与动机归于他人，断言他人有此动机和愿望，而这些愿望往往都是超越自己能力范围的。

第七只狐狸来到了葡萄架下，它站在高高的葡萄架下，心情非常不好，它在想：为什么我吃不到呢，我的命运怎么这么悲惨啊，想吃个葡萄的愿望都满足不了，我的运气怎么这么差啊。越想它越郁闷，最后郁郁而终。

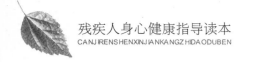

这只狐狸的情况是"抑郁症"的表现，即以持久的心境低落状态为特征的神经性障碍。

第八只狐狸来到了葡萄架下，它尝试着跳起来去够葡萄没有成功，试图让自己不再去想葡萄，可是它又抵抗不了。它还试了其他的办法也没有见效。听说有别的狐狸吃到了葡萄，心情更加不好，最后一头撞死在葡萄架下。

这只狐狸的下场是由心理不平衡造成的，在现实生活中，我们经常会遇到类似的"不患无，患不均"的现象。很多人在与别人比较的时候，因为心理不平衡而选择了不恰当的应对方式。

第九只狐狸来到了葡萄架下，同样够不到葡萄。它心想，听别的狐狸说，柠檬的味道似乎和葡萄差不多，既然我吃不到葡萄，何不尝一尝柠檬呢，总不能在一棵树上吊死吧！因此，它心满意足地离开去寻找柠檬了。

这只狐狸的行为在心理学上我们称为"替代"，即以一种自己可以达到的方式来代替自己不能满足的愿望。

第十只狐狸来到了葡萄架下，它看到自己的能力与高高的葡萄架之间的差距，认识到以现在的水平和能力想吃到葡萄是不可能的了，因此它决定利用时间给自己充下电，去学习采摘葡萄的技术，最后当然是如愿以偿了。

这只狐狸采用的是问题指向应对策略，它能够正确分析自己和问题的关系和性质，找到最佳的解决方案，是一种比较好的应对方式。

第十一只狐狸来到了葡萄架下，它同样也面临着吃不到的问题。它转了一下眼睛，把几个同伴骗了来，然后趁它们不注意，用铁锹将它们拍昏，将同伴摞起来，踩着同伴的身体如愿以偿地吃到了葡萄。

这只狐狸虽然最后也解决了问题，但它是在损害他人利益的基础上来解决的，这种应对方式不可取。

第十二只狐狸来到了葡萄架下，这是一只漂亮的狐狸小姐。它想：我一个弱女子无论如何也够不到葡萄了，我何不利用别人的力量呢？因此，它找了一个男朋友，狐狸先生借助梯子给狐狸小姐摘到了葡萄。

这在心理学上称为"补偿原则"，即利用自己另一方面的优势或是别人的优势来弥补自己的不足，这种方式在某些情境下也不失为一种解决之道。

第十三只狐狸来到了葡萄架下，它对葡萄架的高度非常不满，于是就怪罪起葡萄藤来。说因为葡萄藤太好高骛远，爬那么高，说葡萄其实并没有表面看上去那么漂亮。发泄完后，它平静地离开了。

这只狐狸的行为在心理学上我们可以称为"抵消作用"，即以从事某种象征性的活动来抵消、压抑自己的真实愿望和感情。

第十四只狐狸来到了葡萄架下，发现自己无法吃到自己向往已久的葡萄，看到地上落下来已经腐烂的葡萄和其他狐狸吃剩下的葡萄皮，它轻蔑地作呕吐状，嘴上说："真让人恶心，谁能吃这些东西啊。"

这只狐狸的行为在心理学上我们称为"反向作用"，即行为与动机完全相反的一种心理防御机制。

第十五只狐狸来到了葡萄架下，它既没有破口大骂，也没有坚持不懈地往上跳，而是发出了感叹，美好的事物有时候总是离我们那么远，这样有一段距离，让自己留有一点幻想又有什么不好的呢？于是它诗兴大发，一本诗集从此诞生了。

这只狐狸的行为在心理学上我们称为"置换作用"，即用一种精神宣泄去代替另一种精神宣泄。

第十六只狐狸来到了葡萄架下，它想吃葡萄的愿望不能实现，此后不久便产生了胃痛、消化不良的症状。这只狐狸一直不明白，一向很注意饮食的它，消化系统怎么会出现问题。

这只狐狸发生的情况在心理学中我们可以称为"转化"，即个体将心理上的痛苦转换成躯体上的疾病。

第十七只狐狸来到了葡萄架下，它发现了同样的问题。它嘴一撇，说："这有什么了不起的，我们狐狸中已经有人吃过了，谁说只有猴子才能吃到果子，狐狸一样也行！"

这只狐狸表现的是一种情绪取向的应对方式，在心理学中我们可以称为"榜样作用"，即当自我价值低于他人价值时，寻找与自己有关系的人来实现自我价值。

第十八只狐狸来到了葡萄架下，它心想，我自己吃不到葡萄，别的狐狸来了也吃不到葡萄，为什么我们不学习猴子捞月的合作精神呢？前有猴子捞月，现有狐狸摘葡萄，说不定也会传为千古佳话呢！于是它动员所有想吃葡萄的狐狸合作，搭成狐狸梯，这样大家都吃到了甜甜的葡萄。

这只狐狸采取的是问题取向的应对方式，而且它懂得合作的道理，最终的结果是既有利于自己，又有利于大家。

　　心态这东西说不准，关键看你自己能不能去摆正它，浅显的道理，我们通过寓言来告诉大家。

　　对照上面的 18 只狐狸，再想想自己，你是其中哪一种心态呢？

健康情绪自我心理测试

你的情绪稳定吗？试试完成下面的测试。

1. 我有能力克服各种困难。

　　A. 是的　　　　　　B. 不一定　　　　　　C. 不是的

2. 猛兽即使是关在铁笼里，我见了也会惴惴不安。

　　A. 是的　　　　　　B. 不一定　　　　　　C. 不是的

3. 如果我能到一个新环境，我要：

　　A. 把生活安排得和从前不一样

　　B. 不确定

　　C. 和从前相仿

4. 整个一生中，我一直觉得我能达到所预期的目标。

　　A. 是的　　　　　　B. 不一定　　　　　　C. 不是的

5. 我在小学时敬佩的老师，到现在仍然令我敬佩。

　　A. 是的　　　　　　B. 不一定　　　　　　C. 不是的

6. 不知为什么，有些人总是回避我或冷淡我。

　　A. 是的　　　　　　B. 不一定　　　　　　C. 不是的

7. 我虽善意待人，却常常得不到好报。

　　A. 是的　　　　　　B. 不一定　　　　　　C. 不是的

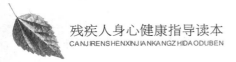
8. 在大街上，我常常避开我所不愿意打招呼的人。

    A. 极少如此   B. 偶尔如此   C. 有时如此

9. 当我聚精会神地欣赏音乐时，有人在旁高谈阔论，我会感到恼怒。

    A. 我仍能专心听音乐   B. 介于 AC 之间

    C. 不能专心并感到恼怒

10. 我不论到什么地方，都能清楚地辨别方向。

    A. 是的   B. 不一定   C. 不是的

11. 我热爱我所学的知识。

    A. 是的   B. 不一定   C. 不是的

12. 生动的梦境常常干扰我的睡眠。

    A. 经常如此   B. 偶尔如此   C. 从不如此

13. 季节气候的变化一般不影响我的情绪。

    A. 是的   B. 介于 AC 之间   C. 不是的

计分表（序号和得分）：

1. A. 2 B. 1 C. 0   6. A. 0 B. 1 C. 2   11. A. 2 B. 1 C. 0

2. A. 0 B. 1 C. 2   7. A. 0 B. 1 C. 2   12. A. 0 B. 1 C. 2

3. A. 0 B. 1 C. 2   8. A. 2 B. 1 C. 0   13. A. 2 B. 1 C. 0

4. A. 2 B. 1 C. 0   9. A. 2 B. 1 C. 0

5. A. 2 B. 1 C. 0   10. A. 2 B. 1 C. 0   总分：_____

结论与忠告

★17～26 分：情绪稳定

你的性格成熟，情绪稳定，能面对现实；通常能以沉着的态度应付现实中出现的各种问题；行动充满魅力，富有勇气。

★13～16分：情绪基本稳定

你的情绪有变化，但不大，能沉着应付现实中出现的一般性问题。然而在大事面前，不免受环境影响，有时会急躁不安。

★0～12分：情绪易激动

你情绪较易激动，容易产生烦恼；不容易应付生活中遇到的各种阻挠和挫折；容易受环境支配而心神动摇；不能面对现实，常常急躁不安，身心疲乏，甚至失眠等。要注意控制和调节自己的心境，使自己的情绪保持稳定。

● 知识窗：晕轮效应

俄国著名的大文豪普希金曾因晕轮效应吃了大苦头。他曾狂热地爱上被称为"莫斯科第一美人"的娜坦丽，并且和她结了婚。娜坦丽美貌惊人，但与普希金志不同道不合。每当普希金把写好的诗读给她听时。她总是捂着耳朵说："不要听！不要听！"相反，她却总是要普希金陪她游乐，出席一些豪华的晚会、舞会，普希金为此丢下创作，弄得债台高筑，最后还为她决斗而死，一颗文学巨星过早地陨落。在普希金看来，一个漂亮的女人也必然有非凡的智慧和高贵的品格，然而事实并非如此。现实生活中，人们对他人的判断也往往首先通过个人好恶得出，然后再从这个判断推论出认知对象的其他品质，这种现象被称为晕轮效应。

晕轮效应，从另一角度来说，就是在人际交往中，人身上表现出的某一方面的特征掩盖了其他特征，从而造成人际认知上的障碍。在日常生活中，"晕轮效应"往往在悄悄地影响着我们对别人的认知和评价。比如有的老年人对青年人的个别缺点如衣着打扮或生活习惯看不顺眼，就认为他们一定没出息；有的青年人由于倾慕朋友的某一可爱之处，就会觉得对方处处可爱，"一俊遮百丑"。

晕轮效应是一种以偏概全的主观心理臆测，其错误在于：

第一，它容易抓住事物的个别特征，习惯以个别推及一般，就像盲人摸象一样，以点代面；

第二，它把并无内在联系的一些个性或外貌特征联系在一起，断言有这种特征必然会有另一种特征；

第三，它说好就全都肯定，说坏就全部否定，这是一种受主观偏见支配的绝对化倾向。

总之，晕轮效应是人际交往中对人的心理影响很大的认知障碍，我们在交往中要尽量地避免和克服晕轮效应的副作用。

案例分析1：

很多时候，不是别人对你不够好，而是你对他们期望过高

小青在表兄妹中年龄最小，读书又比较早，所以她在生活中一直以被照顾者的角色出现，她也很习惯依赖他人的感觉。在大学，寝室的姐妹中她又是最小，室友也常常照顾她。有一天，她和一位室友一起去自习，天有点冷，小青穿得又比较少，室友就把自己的外套脱给她，过了一个多钟头，室友要回去了，就对小青说：我要走了，你把外套还给我吧。小青突然感到特别难过。

分析：

小青为什么感到难过？室友把外套借给小青，走的时候拿回，并没有什么不妥。但小青是这样想的：我这么冷，你还把衣服拿走，你不关心我了吗？显然，这种逻辑不是对朋友的，更像是对父母至亲的。把朋友和同学当成父母对待和期待，在交往中能不受挫吗？

为何爱之深，恨之切？爱人，也希望被人所爱，当期望和现实产生差距，负面情绪也就随之产生。如果没有期望和感情，也就不会有负面情绪，举个极端的例子，一般人都不会为疯狗对自己狂吠而生气，因为我们对它并没有过高的期望，本来就不指望它对我们多好。

人在年幼的时候，由于其独立生存能力不足，而且周围环境较为安全，所以对父母亲人就倾向于无条件地接纳、信任、依赖，这是一种绝对的亲密关系。而当人成年后，具备了独立生存的能力，并且周围的环境也充满了不确定性，此时人更倾向于有条件地接纳他人（恋爱关系的建立除外），这些条件就是在生活中积累的经验。但如果个体的生活环境一直比较宽松，则会较多地保留早年那种与人相处的模式，即在交往的一开始就对他人抱有较大的期望。

上述案例中的情况比较罕见，在日常生活中，很多人都能意识到，人际交往是一个相互的过程，你对别人好，别人才会对你好，有些人期望别人像亲人一样对自己，因为他们一直习惯于被周围的人这样对待或者对此有强烈的需要，所以只要接触到自己感觉还不错的人，就把他们当亲人看，以对待亲人的模式去对待他们，但结果常常是自己很受伤，因为大多数人对于他人的信任

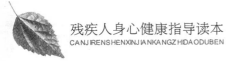

和接纳是有条件的，相处交往之后才逐渐从路人到熟人再到朋友，不会一开始就把别人当亲人。

当个体在交往中受挫时，就会归因，如果无法放弃对对方的依赖则会倾向于对内，认为自己不够好；反之，则倾向于对外，认为别人都是坏人。所以，这一类人，常常一开始觉得对方很不错，然后渐渐因为一些事，突然会将对方全盘否定。他们具有比较明显的非此即彼、非善即恶的思维模式。

案例分析2：

我们往往先有某种情绪，再去寻找这种情绪合理呈现的理由。

小A、小B是一对恋人，最近小A觉得女朋友小B似乎有一些不太对劲，有时会无理取闹，有时会硬是将两件关系不大的事联系到一起，有时会因为一点小事发脾气，但有时候又突然对自己特别好。问：她这种情况以前出现过没有？答：好像没有，她一直都是一个通情达理的女孩。问：她是主要针对你还是对周围人都这样？答：她周围其他人都没有觉察到她有什么不对劲。问：有没有和她讨论过这问题？答：提过，她好像也不太清楚，有时自己也控制不了自己。

分析：

小B这些异常表现似乎不受理性支配，而且有一定的指向性，可以试着从感性的情绪方面来解释。

看这个故事：乌龟一家三口去野炊，走了两年，到了地方才发现没带火，让小乌龟回家拿，小乌龟对老乌龟说，要等它回来才能吃东西，老乌龟答应了。六年过去了，小乌龟还没有回来，老乌龟商量说，要不先吃一点，就在这时，小乌龟跳了出来，说：哈哈，我就知道你们会偷吃东西，所以我一直躲在旁边草丛里。

这是故事的后一半，再看前一半。一天，小乌龟发现狐狸父母背着小狐狸吃好东西，突然想到自己的父母会不会也这样，但这念头只是一闪而过，因为父母一直对它很好，后来，它偶尔会注意到父母有时候会有意避开他做一些事，这时，那个念头又会涌出来，而伴随着的是担心、害怕，怕父母不爱自己，虽然从理性的角度，它知道父母不会这样，但这个念头还是不自觉地涌出，于是，它总会无意识地想要求证一下，便有了之前的故事。

人对外界的情绪反应要比理智反应快得多，常是先出现快乐、害怕、生气等情绪反应之后，才会意识到自己的这种情绪。情绪反应一般只需要很少的信息即可，这是一种自我保护性的反应，可以使个体在最短时间内尽快调动内在储备，选择战斗或逃避，而这些反应绝大多数都是合理、有效的。但情绪反应常需要理性来修正，比如：被人指责时，首先出现的情绪反应是愤怒、生气，但理性很快告诉你自己，这指责是对你好的，应该接受的，于是情绪还没有表现出来就被处理掉了。或者你认为自己应该是一个宽容的人，不应该对指责在意，这情绪也会被压抑下去。

但有些情绪不能立即得到合适的处理，比如说，小乌龟发现狐狸父母背着小狐狸吃好东西，以及自己的父母也经常背着他做一些事，这导致小乌龟担心不被父母所爱，产生一种不安和害怕的情绪，但理性又不能给他足够的证据来否定，于是产生了内在冲突，他就无意识地去求证。回到先前的案例，小 B 可能也有类似的情

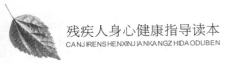
绪，而去有意无意地求证，会通过一些特殊行为来看小 A 的反应。

这里还涉及一种心理学效益，当我们关注某一方面的事情的时候，总会发现更多的信息，而对其他方面的信息选择性地忽略。比如，孕妇怀孕之后，会发现街上的孕妇突然多了起来；两个人认识之后会觉得偶尔碰到的次数比以前多得多。这是一种被情绪主导的求证，会使人更多注意与情绪相对应的信息，甚至只会注意其中的一部分信息。这就可能产生一种恶性循环，疑人偷斧，越看越像。

案例 2 还有一种解释，小 B 对小 A 一直积攒着某种不满的情绪，但是又没有办法表达。比如，小 A 有很多女性朋友，和她们相处得也很好，小 B 也认为应该给小 A 一些独立的生活空间。但每当她看到或听到小 A 和其他女生在一起时，心里多少会有些不舒服，有些担心，毕竟，周围男生花心、变心的例子很多见。但这些担心和不满的情绪又不能理性表达，她认为应该自信、宽容，所以就暂时把情绪压抑下去，但情绪并没有消失，而是一天天积攒，到有一天突然爆发。

无论哪一种解释，小 B 都是被一种情绪化的东西所支配，在无意中完成行为，有时她理智上意识到自己的行为有些过分，又会设法弥补，对小 A 特别的好。

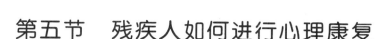

第五节 残疾人如何进行心理康复

一、残疾人的心理康复常识

（一）什么是残疾人的心理康复

心理康复是指：运用系统的心理学理论与方法，从生物—心理—社会角度出发，对损伤和残疾问题进行心理干预，以提高残疾人的心理健康水平。心理康复对于帮助残疾人恢复身体功能，克服障碍，以健康的心理状态充分平等地参与社会生活具有十分重要的意义。这种意义主要表现在以下三个方面：

第一，残疾人由于身体或心理原因，往往会出现人格变化，这种变化可能会伴随他此后的人生路程。人格变化可能导致生活危机或其他精神危机，需要心理干预才能使患者面对现实，也才谈得上未来发展。因此心理康复在残疾人的康复中扮演着重要的角色。

第二，残疾人的一些生理功能异常或障碍，如肌肉痉挛等，也可以使用心理方法加以控制。

第三，残疾人由身体损伤导致的障碍，如移动困难、活动不便或语言障碍等，会产生负面情绪和其他一些心理变化，这些均需要进行心理康复以保持健康。

心理康复所依据的是康复心理学。康复心理学起源于美国。1956 年，美国心理学会成立了第 22 个分会——康复心理分会，其

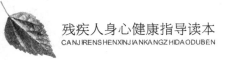

目的是宣传与残疾和康复有关的心理学知识，培养高素质的研究与临床工作者，以及提供临床服务，开展研究、教学和管理等。随着社会的发展，心理康复服务逐步从机构走向社区和家庭。心理康复工作者在工作中主要研究残疾人及其家属的行为、经历、态度，评定康复治疗的有效性，评估残疾人及其所处的环境，设计和实施康复方案并控制整个实施过程。在临床康复心理实践中主要处理各种社会、心理和实际问题，诸如社会活动状态、情绪好坏、家庭关系、日常生活、就业和独立生活等。心理康复需要系统的理论与方法，实施心理康复主要有以下几个方面：

（1）建立心理康复系统

①建立个体心理调节机制

心理康复的过程是让残疾人建立个体心理调节机制的过程，让残疾人通过接受系统的心理干预，逐渐适应生活、学习、家庭或者工作等方面发生的变化，正确面对出现的各种困难，并在此基础上形成一种积极的心理调节机制，以应对可能出现的各种心理问题，保持心理的健康。

②建立有关人员（同事或家属等）协助支持系统

残疾人生活在一定的社会群体之中，相关人员的态度对于其心理状态有着重要的影响，特别是家属、同事、病友等联系比较密切的人员的态度，对于其心理状态的调节是十分重要的。因此，心理康复不仅要重视患者本身的心理及其变化，也要注意做好这些人员的心理辅导工作，让他们理解残疾造成的心理问题，并且要消除由于家庭与小团体中出现残疾人而造成的心理压力，从而为残疾人的

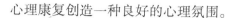

心理康复创造一种良好的心理氛围。

③建立专家协助支持机制

心理康复是一个长期的调节过程，残疾人在这个过程中要接受专家的指导与帮助，逐渐摆脱消极心理的影响，建立起积极的人生目标。心理医生是接受专门训练的人员，他们必须掌握心理咨询与治疗的理论与方法，拥有从事心理治疗的技能与临床经验，并且要有极为敏感的观察力以及分析问题、解决问题的能力。心理治疗不同于其他临床医疗，有其特殊性，只有经过专门训练的人员才能从事此项工作。

④建立社区辅助支持系统

残疾的康复过程常常伴随残疾人一生，当残疾人回到家庭与社会后，社区辅助系统的支持就显得非常重要了。要发挥社区中有关专家与相关人员的作用，在残疾人出现心理问题的时候，随时给予必要的支持与帮助，从而更好地为残疾人的心理康复提供保障。

● **知识窗**：罗森塔尔效应

1968 年，美国心理学家罗森塔尔等人做了一个著名的实验。他们来到一所小学，在一至六年级各选三个班的儿童煞有介事地进行"预测未来发展的测验"，然后实验者将认为有"优异发展可能"的学生名单通知教师。其实，这个名单并不是根据测验结果确定的，而是随机抽取的。它是以"权威性的谎言"暗示教师，从而调动了教师对名单上的学生的某种期待心理。8 个月后再次智能测

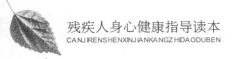

验，结果发现，名单上的学生的成绩普遍提高，教师也给了他们良好的品行评语。这个实验取得了奇迹般的效果，人们把这种通过教师对学生心理的潜移默化的影响，从而使学生取得教师所期望的进步的现象，称为"罗森塔尔效应"，习惯上也称为"皮格马利翁效应"。皮格马利翁是古希腊神话中塞浦路斯的国王，他对一尊少女塑像产生爱慕之情，最终使这尊雕像变成真人，两人相爱结合。

教育实践也表明：如果教师喜爱某些学生，会对他们抱有较高期望。经过一段时间，学生感受到教师的关怀、爱护和鼓励，也就常常以积极态度回应老师，对待学习以及自我管理，学生更加自尊、自信、自爱、自强，具有一种积极向上的激情，这些学生常常会取得老师所期望的进步。相反，那些受到老师忽视、歧视的学生，久而久之会从教师的言谈、举止、表情中感受到教师的"偏心"，也会以消极的态度对待老师，对待自己的学习，不理会或拒绝听从老师的要求；这些学生会一天天堕落下去。尽管有些例外，但大趋势却是如此，这也给从事特殊教育的教师敲响了警钟。

（2）运用心理治疗方法

心理治疗是心理医生运用心理学的原则与方法，治疗患者的各种心理困扰，包括情绪、认知与行为等问题，以解决患者所面对的心理障碍，减少焦虑、抑郁、恐慌等精神症状，改善患者不适应社会的行为，建立良好的人际关系，促进人格的正常成长，从而较好地面对生活和适应社会。

（3）心理康复应基于残疾类型，有针对性地开展

残疾人是指在心理、生理或人体结构上，某种组织、功能丧失

或者不正常，全部或者部分丧失以正常方式从事某种活动能力的人。残疾类型包括：视力残疾、听力残疾、言语残疾、肢体残疾、智力残疾和精神残疾等。

视力残疾包括盲和低视力，是由各种原因导致的双眼视力障碍或视野缩小达到一定的程度，以致影响正常的工作、学习和生活。

听力残疾包括聋和重听，即听力完全丧失和有残留听力但辨音不清，不能进行听说交往。

言语残疾包括言语能力完全丧失和部分丧失。

肢体残疾是指由肢体病损、残缺、畸形、麻痹所导致的人体运动功能障碍。

智力残疾指智力明显低于一般人的水平，并显示出适应行为障碍。包括在智力发育期间由于各种原因导致的智力低下，也包括智力发育成熟后，由于各种原因引起的智力损伤和老年期的智力明显衰退导致的痴呆。

精神残疾指患精神疾病持续一年以上未痊愈，同时导致其对家庭、社会应尽义务出现一定程度的障碍。引起精神残疾的精神疾病包括：精神分裂症，情感性反应性精神障碍，脑器质性与躯体疾病导致的精神障碍，精神活性物质导致的精神障碍，儿童少年期精神障碍以及其他精神障碍。

（4）了解各类型残疾人的心理特点

①认知方面

不同的缺陷会影响人的认知能力和认知方式。如盲人由于视力障碍，尤其先天视力残疾，导致缺乏甚至没有视觉空间概念，无法形成视觉形象以及周围事物的完整图像。而在另一方面，由于没有视觉信息的干扰，盲人形成了爱思考、善思考的习惯，抽象思维和逻辑思维就会比较发达。同时，由于他们的听觉较发达，而且记忆力比较好，所记的词汇比较丰富，也就形成了语言能力强的特点，许多盲人都给我们留下语言生动、说理充分的印象。

听力言语残疾人因缺乏或丧失听力言语能力，和别人交往不是靠听觉器官和有声语言，而是靠手势。他们的形象思维非常发达，逻辑思维和抽象思维相对受到影响，特别是先天失聪者。这类残疾人视觉十分敏锐，对事物形象方面的想象力极为丰富。

精神残疾人由于情绪不稳定，情绪的自我调节和自我控制能力差，其认知特点就是现实性较差，容易脱离现实去考虑问题，认知方面带有浓厚的幻想色彩，表现出明显的片面性。

②情感方面

孤独感是残疾人普遍存在的情感体验。残疾人由于生理和心理方面的某些缺陷，行动受到不同程度限制，容易受到挫折。残疾人可活动的场所太少，并且在许多场合常常会受到歧视，不得不经常待在家里，久而久之，孤独感油然而生。

残疾人在学习生活和就业等方面所遇到的困难远比健全人要多，并且难以得到足够的理解和帮助，甚至常常受到厌弃与歧视，极易产生自卑情绪。

敏感和自尊心强，易导致他们对歧视的情绪反应强烈，有的残疾人以爆发式的情感表现出来，有的则将深刻而持久的痛苦隐藏在内心，表现为无助与自我否定。

残疾人由于自身的疾患，往往对残疾同伴怀有深厚的同情，这种同病相怜的情感，使同类残疾人容易结成有限的社会支持网络，甚至产生依恋。

③性格方面

孤僻和自卑是残疾人性格的普遍特点，不同类型的残疾人又有其各自特殊的性格特点。如盲人一般都比较内向、温文尔雅，内心世界丰富，情感体验深刻而含蓄，善于思考探索。听力言语残疾人则比较外向，情感反应比较强烈，豪爽耿直，看问题容易注意表面现象。肢体残疾人的性格表现为倔强和自我克制，他们具有极大的耐心和忍辱负重的精神。智力残疾人由于心理水平低下，难以形成完整的性格特征。

（5）残疾人要主动克服自卑心理

自卑感主要来自社会评价，是家庭影响、学校教育、社会要求以及个人的生理、心理等众多因素共同作用的结果。父母长辈的言行，特别是对孩子的评价，常常是孩子自卑感的根源。学习环境的影响，尤其是老师的评价，也是导致自卑的重要原因。再就是个人先天遗传和生理健康状况，也会成为自卑的原因。

要克服自卑感，首先应避免对残疾人进行不正确的评价和比较，其次是要引导残疾人对自身主观能动性和代偿能力进行认识和理解。残疾人只有通过自身努力，成为有益于社会的一员，才能从根本上克服自卑。

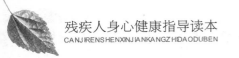
二、生理和心理功能康复训练

心理学家阿德勒认为：残疾的补偿包括补偿心理和补偿行为，补偿行为取决于补偿心理。他认为，人从童年起就有补偿心理，在补偿心理的作用下，人们力求克服自身能力不足的努力就是一种补偿行为。这种补偿行为发展到极致，可以形成"过度代偿"，使尚保留完好的肢体器官的功能得到超水平发展，缺陷可以转化为特长，甚至可以培养出高超的技艺，从而使残疾损失得以补偿。

按照上述理论，残疾人可以通过进行功能康复训练，保护并运用好补偿器官，以达到社会功能的部分甚至大部分恢复的目的。既要积极运用又要注重对补偿器官的保护，为此，家长和学校需要协同努力。

功能代偿是残疾人重树信心、重返社会的必要前提。在此基础上也要注意心理方面的训练，盲童的"随班就读"和聋校的"一体化教育"都是心理康复很好的尝试，把盲童或聋童安排在普通学校，与健全儿童一起学习。通过发挥普通学校的各种资源、能量，刺激盲童或聋童的触觉、听觉及综合感知能力，培养他们与人交往和适应社会的能力，有利于他们的成长和人生发展。在真正意义上实现回归社会，才符合残疾人的根本利益和长远利益。

要实现上述目标，除了家长、学校和社会要为残疾人创造各种条件，更重要的是残疾人自身的努力。应提倡残疾人一方面客观看待问题、接受现实，另一方面自尊、自强、自爱，充满信心地学习、工作和生活，努力从事力所能及的活动，在不断进取中体验成功。

对残疾人的偏见和歧视，是挫伤他们自尊心，导致自卑的重要原因，学校以及政府有关部门应大力宣传和呼吁全社会端正认识，充分理解和尊重残疾人，形成良好的社会舆论。全社会都需要伸出热情的手，关心和支持残疾人事业，创造有利于残疾人学习、工作和生活的社会环境。

人和动物的不同之处在于，除了维持生命的生理活动以外，还有一系列的心理活动。伤残造成生理活动障碍，必然会相应地影响心理活动，严重者还会影响社会功能。一个人不论什么原因造成何种残疾，即使终生不可恢复，只要努力矫正其心理功能，在一定程度上恢复其社会功能，就可代偿部分受损的生理功能，成为对社会有用的一员。因此，残疾人的心理康复问题，是残疾人和其亲属以及全社会都应关心的问题。

残疾人不应被当成废人。躯体残疾者的思维能力和其他心理功能可能是完好无损的，精神残疾者也还保持着部分正常的心理能力，并且躯体通常是完好的。只要经过必要的教育和训练，通过代偿作用，许多人甚至可以在某些领域成为超越健全人的出类拔萃的人物。这种身残志坚的例子不胜枚举。第二次世界大战时期的美国总统罗斯福，就因小儿麻痹后遗症致残，每天坐着轮椅上班，但他成了美国有史以来唯一连任四届的总统。我国有下肢瘫痪的著名科普作家高士其、高位截瘫的女作家张海迪以及许许多多在各项世界残疾人运动会中为国争光的残疾运动员。1997 年表彰的全国自强模范中，北京林业大学外语系教授李健，尽管靠双拐行走，却自学成才，奇迹般地走上讲台。由此可见，只要有健康的心态并不懈努

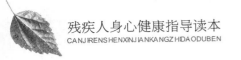
力，就能成为生活的强者。

三、怎样判断残疾人是否需要心理康复

残疾人往往不仅仅有躯体伤残，而且伴有心理的紊乱，即心理上的残疾，因此，要帮助残疾人进行康复，就必须同时从这两方面着手。

对残疾人进行诊断、治疗和训练有着非常重要的意义。诊断就是帮助残疾人及其亲属正确评估残疾程度；治疗就是帮助残疾人医治躯体以及心理机能的创伤；训练就是帮助残疾人适应新的社会环境，使之向着"成为社会的积极的一员"的目标前进。

为此，首先应当分清情绪和情感。不良情绪常常是心理危机的征兆。

情绪更倾向于个体基本需求、欲望上的态度体验，而情感则更倾向于社会需求、欲望上的态度体验。但实际上，这一结论一方面将幸福、美感、仇恨、喜爱等感受排斥在情感之外，另一方面又忽视了情绪感受上的喜、怒、忧、思、悲、恐、惊和社会性情感感受上的爱情、友谊、爱国主义情感等在行为过程中具有交叉现象，例如一个人在追求爱情这一社会性情感过程中，随着行为过程的变化，同样也会有各种各样的情绪感受，而爱情感受的稳定性和情绪感受的不稳定性显然又表明了爱情和相关情绪的区别。基于这两点，将情感和情绪以基本需要、社会需求相区别，或者是将两者混为一谈，显然都不合适。

情绪是信心这个整体中的一部分，它与信心中的外向认知、外在意识具有协调一致性，是信心在生理上一种暂时的较剧烈的评价和体验。

生理反应是情绪存在的必要条件，为了证明这一点，心理学家给那些不会产生恐惧和回避行为的心理病态者注射了肾上腺素，结果他们和正常人一样产生了恐惧，学会了回避。情感也是一样，比如一般来说，先有爱情，然后才产生性欲，没有性欲当然不会有爱情。而当人吃了刺激性欲的药物以后，伴随着性欲的旺盛，一见钟情的可能性也会随之加大。所以，由不同的药物刺激引发的行为过程也表明，情绪和情感显然是两种有区别的心理生理过程。实质上，在行为过程中，态度中的情感和情绪的区别就在于：

情感是指对行为目标、目的的生理评价反应，而情绪是指对行为过程的生理评价反应。再以爱情举例来说，当我们产生爱情时，是有目标的，我们的爱情是对相应目标的一种生理上的评价和体验，同时随着爱情的追求这一行为过程的起伏波折，我们又会产生各种各样的情绪。

（1）情绪涉及身体的变化，这些变化是情绪的表现形式；

（2）情绪是行动的准备阶段，可能跟实际行为相联系；

（3）情绪涉及有意识的体验；

（4）情绪包含了认知的成分，涉及对外界事物的评价。

一些常见的不合理观念主要有：

（1）人应该得到生活中所有自己重视的人的喜爱和赞许；

（2）有价值的人应该在各方面都比别人强；

（3）任何事物都应该按自己的意愿发展，否则会很糟糕；

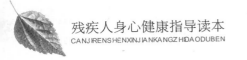
（4）一个人应该担心随时可能发生的灾祸；

（5）情绪由外界控制，自己无能为力；

（6）已经定下的事是无法改变的；

（7）一个人碰到的任何问题，都应该有一个正确、完满的答案，如果无法找到它，便不能容忍；

（8）对不好的人应该给予严厉的惩罚和制裁；

（9）逃避可能、挑战与责任，要比正视它们容易得多；

（10）要有一个比自己强的人做后盾才行。

残疾朋友可对照自查，残疾人亲友也可代为检查。如果有这些不合理观念，说明当事人可能存在心理问题。

四、如何做好残疾人的心理卫生工作

1. 广泛宣传人道主义，使全社会都来关心、尊重、理解和帮助残疾人。大力发展福利事业，帮助残疾人就业。

2. 发展残疾人教育事业，不断提高特殊教育水平，提高残疾人的文化素质和就业技能。积极开展适合残疾人参与的各种医疗、文娱、体育等活动。

3. 广泛动员社会各界力量，为残疾人办实事，解决住房、婚姻、乘车以及其他生活方面的实际问题，并普及无障碍设施。

4. 大力开展残疾人的心理咨询与心理治疗工作，家庭、社会应了解残疾人的心理特点，有的放矢地开展心理咨询与心理治疗工作，提高残疾人的心理素质和心理健康水平。

5. 鼓励残疾人参加力所能及的各项社会活动，消除其孤独感和自卑感，提高自我认可度和社会价值。鼓励残疾人自强自立，调动残疾人自身的积极性。教育残疾孩子正视现实，正确对待自己的残疾，自强不息。

6. 培养残疾人"加"式思维方式。"加"式思维方式是当代提倡的一种积极思维方式，是指凡事往好处想，用"加"的方法而不是"减"的方法想问题，这对残疾人来说极其重要。

7. 残疾孩子家长应首先调整自己的心态，面对现实，不要被"倒霉"、"命苦"、"不幸"占据头脑。现实虽然不能改变，但未来之路是可以选择的，不要顾影自怜，孩子需要你，你的努力奋进是对孩子最有力的激励。

五、让每个残疾人心里都有一片阳光

（一）残疾人的认知心理

残疾人作为一个特殊的群体，是社会人群的一部分，与健全人同在一片蓝天下，生活在同一个社会环境中。但由于自身的残疾状况，形成了特有的心理状态，具有与众不同的生活方式和适应行为。也就是说，残疾人除了具有与健全人相同的心理特点之外，还有着这一群体独特的心理表现和心理特点。

1. 心态不同两重天

据北京某信访部门提供的信息，有两名肢残人曾先后自杀。一位是个体户，家住地区拆迁，拆迁公司给了9万元补偿，但他认为补偿金额太少。后经多方协调，拆迁公司又追加了4万元，但是当事人仍然觉得自己受了欺负，心中不平衡。加之这段时间家庭内部纠纷不

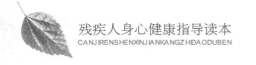

断，当事人感觉生活只有苦难，在无望的状态下萌生了轻生的念头。另一残疾人所在村村干部批租土地优亲厚友，他也想在本村做点小买卖，但要求遭到拒绝。妻子有孕在身，为此事指责他无能，家庭产生了一些矛盾。当事人一时想不开，留下遗书后自杀。

以上两名残疾人自杀的缘由虽然不尽相同，但从心理反应来看是相似的，都是因个人生活、出路的问题得不到解决而产生绝望感，在家庭矛盾等因素的刺激下情绪失控，采取了过激的行动。

虽然残疾人的个体身心状况因人而异，但就这一群体而言，生活中多有艰辛却是一个不容忽视的事实，因此他们常处于心理危机的阴影之下。所谓心理危机就是由于各种原因使人受到强烈的心理挫折，而处于一种极度孤独、紧张、恐惧、忧郁的不良心境中难以自拔。在当今社会竞争激烈的背景下，健全人会产生各种各样的心理问题，残疾人也是如此。

2. 残疾人的情感心理

（1）孤独感：这是残疾人普遍存在的一种情感体验。残疾人在生理上或心理上有某种缺陷（如听力言语残疾人的语言障碍、肢残人和盲人的行动障碍），在社会上常常受到歧视，活动的场所太少，不得不经常待在家里，久而久之，孤独感就会产生，随着年龄的增长，孤独感会日益增强。

（2）自卑感：这是每个残疾人都经历过的一种情感体验。残疾人在生理上或心理上的缺陷，使他们在学习、生活和就业方面遇到的困难比健全人多得多，如果从他人甚至亲属那里又得不到足够的帮助，甚至遭到厌弃或歧视，就会产生自卑情绪。他们在婚恋、家庭和就业等问题上比普通人困难得多，自尊心受到伤害，可能加重自卑的情感体验。

（3）敏感、自尊心强：由于身有残疾，他们容易过多地注意自己，因而对别人的态度和评论都特别敏感，尤其是容易计较别人对他们不恰当的称呼。如盲人反感别人称其为"瞎子"，瘫痪病人忌讳称其为"瘫子"等等。如果别人做出有损他们自尊心的事情，他们往往难以忍受，甚至会立即产生愤怒情绪，或采取自卫的手段加以报复。

（4）情绪反应强且不稳定：这种特点在许多残疾人身上都相当突出。如聋哑人情绪反应强烈，而且多表现于外，容易与别人发生冲突；盲人情绪反应则多隐藏于内，虽然情感体验很激烈，但情绪表现却不十分明显，而且爆发性情感较少。

（5）富有同情心：残疾人对与自己同类型的残疾人有特别深厚的同情心，不是同类型的残疾人却很少交流，如盲人很少与聋哑人交流，更少通婚，不是因为没有同情心，而是因为残疾类型不同，交流起来很不方便。

3. 什么情况下应该去看心理医生

凡是心理上有困扰和问题，需要获得帮助、支持、治疗和指导时，都可以去看心理医生。

当你有明显不平常的感觉和行为时，你应该去看心理医生。例如，总听到一个声音指挥、控制你。

当你有心理不健康的表现时，你应该去看心理医生。例如，害怕一些并不可怕的事物，害怕花、害怕水、害怕笔、害怕看人等

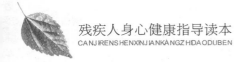

等。再比如，脑子里总不停地想一些无意义的小问题，或者下意识不停地洗手等等。

当你有一些奇怪的疾病时，你应该去看心理医生。例如，因为精神受刺激等原因，突然瘫痪、失明或聋哑了。虽然在医院相应的科室查不出病来，但又确实发生过奇怪的疼痛、胃肠不适等等。

当你身体没毛病，有由心理原因引起的性功能障碍时，或者有一些古怪的性问题时，你应该去看心理医生。

当你情绪极差，难以自拔时，你应该去看心理医生。常见的情况有过度抑郁或长期抑郁、神经衰弱、对某些事过度紧张焦虑等等。

当某些事引起了你强烈的心理冲突，自己难以解决时，你应该去看心理医生。

当你人际关系中出现了较大问题时，你应该去看心理医生。

当你睡眠不好如失眠、做噩梦或者梦游时，你应该去看心理医生。

当你家庭和婚姻中出现难以解决的问题时，你应该去看心理医生。

当你的孩子出现各种心理问题时，你可以去找心理医生。例如：孩子学习成绩总是不好，有一些坏习惯如多动、口吃，情绪低落、胆子太小等等，都可以去找心理医生帮助解决。

一般人有一个误解，认为找心理医生的人都是"疯子"、"精神有毛病"。由于这种偏见，许多人不敢轻易去看心理医生，害怕别人以为自己精神不正常。实际上，去看心理医生的人中，虽然有一部分有较严重的心理疾病，但是也有一大部分是正常人。不论是谁，只要你心理上、情绪上有痛苦烦恼，都可以去看心理医生。并且不仅仅是当你的心理和生活出现问题时才需要心理医生，当你在个人发展、在事业上遇到一些影响心理的问题时，你都可以去寻找心理医生的指导和帮助。如果你希望进一步改善自己的性格，也可以去请求心理医生给予指导。

总之，只要遇到和心理有关的问题，你都可以去找心理医生。

特别是当你的问题很严重，自己无法解决时，有心理医生的帮助，问题解决得会更好一些。许多对你来说极难解决的问题，长期困扰你的问题，在专家指导下都可以找到解决的办法。

当然，不同机构中的心理医生业务范围也不尽相同。不是每个心理医生都可以解决所有的心理问题，每个心理医生都有他擅长的特定领域，在看心理医生时，应首先对此有一个大致的了解。

残疾人不仅因身上的残疾而特殊，而且生活环境也具有一定的特殊性。一般来说，交往的圈子比较小，周围社会环境与普通人不同，就形成了某些特殊的性格特征，如孤僻和自卑是各类残疾人共同具有的性格特征。此外，每一类残疾人又有其独具的性格特点。盲人性格比较内向，温文尔雅，在他们的内心世界有着丰富的情感，情感体验比较深沉而含蓄，很少出现爆发式的对外表达；他们喜欢思考问题，探索问题，对问题的思考和探索比较深刻。聋哑人则与盲人相反，他们的性格比较外向，情感反应方式比较强烈，频度高但持续时间短。聋哑人性格豪爽、耿直，好就是好，坏就是坏，很少拐弯抹角。聋哑人观察问题，往往只看到表面现象，而不大注意问题的内在联系。有的聋哑人倾向于眼前世界，考虑长远利

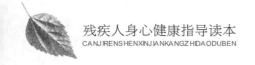

益少。有的聋哑人偏重于物质世界和情感的直接表达，而不愿意去深入探索精神世界的内涵。他们对于生活是通过直接、具体的行动和自己的情感表达来分析的。肢体残疾者的性格特点主要表现为倔强和自我克制，在他们的内心深处可以把一切不平和怨恨都忍受下来，只是到了难以忍受的时候才会爆发。行为和人格偏离的患者，由于情绪极不稳定，自我调节和自我控制能力极差，其行为受情绪的影响很大。至于智残人，他们的整个心理水平都是低下的，因而不能形成完整的人格，特别是严重智残者，只能由生物本能来支配其行为。

参考文献：

1. 《社区康复》（全科医学转型教育系列教材），汤小泉、高文铸主编，华夏出版社 2000 年 2 月出版，第 170～185 页。

2. 《脊髓损伤患者焦虑和抑郁倾向调查及护理对策》，唐小慧等著，载于《中国康复理论与实践》2002 年第 8 卷第 5 期，第 306 页。

3. 《如何开展社会康复》，马洪路著，华夏出版社 2000 年 7 月出版。

4. 《回归：残疾人与社会的相思》，马洪路著，华夏出版社 1993 年 8 月出版，第 24～28 页，第 51～54 页。

5. 华夏残疾人网：http：//www. hxdpn. org/

6. 《残疾人心理卫生》，载于《南京心理咨询师培训》08－12－3111：47。

第二章

残疾青少年的心理健康与教育

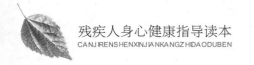

第一节　了解青少年的心理

残疾青少年的成长，既具有特殊性，又具有和健全青少年相同的普遍性。对他们的教育和培养，应首先关注共性的部分，即青少年心理发展的普遍规律。

一、青少年的心理发展规律

人的心理发展是一个连续的过程，抛开其中任何一个阶段，都无法客观地了解。因此，对于青少年的心理发展，我们有必要从婴幼儿的心理发展谈起。

（一）婴儿期的心理发展

婴儿期是指个体 0～3 岁的时期。这个阶段心理发展的主要特点是：动作发展对于心理发展的意义极其重大。这个时期，婴儿的感知觉迅速发展，并且在很多方面接近成熟水平，言语发展也进入了重要阶段，社会性依恋的发展是情绪情感发展的重要标志。这个时期，婴儿也迎来了自我意识发展的第一个飞跃。

在这个时期，要特别注意婴儿的社会性依恋的发展。依恋是婴儿最初的社会性情结，是情感社会化的标志，是婴儿与抚养者（通常是母亲）之间一种积极的情感联系。是在婴儿与母亲的相互交往和情感交流中逐渐形成的。良好的教养方式可以促进良好的依恋的形成。

鲍尔比（John Bowlby）等将婴儿依恋的发展分为三个阶段：

1. 无差别的社会反应阶段，对一切人都不加区别地反应。

2. 有差别的社会反应阶段，对母亲有偏爱，对熟人和陌生人有不同的反应。

3. 特殊情感联结阶段，对母亲产生特别的依恋，形成了专门的对母亲的情感联结。

艾斯沃斯（M. Ainsworth）又将婴儿对母亲的依恋分为三种类型：

1. 安全型依恋（占65%~70%），母亲在就有安全感，对外界积极反应。

2. 回避型依恋（占20%），缺乏依恋，与母亲未建立起亲密的感情联结。

3. 反抗型依恋（10%~15%），既寻求与母亲接触，又反抗母亲的爱抚，亦称矛盾型依恋。这类婴儿没有建立起依恋安全感，是典型的焦虑型依恋。

一般安全型依恋是积极依恋，回避型和反抗型依恋均属于消极的不安全型依恋。

无论是否母乳喂养，婴儿同母亲都有一种天然的亲密感。母亲在时，小孩显得更加顽皮，通常会做出母亲不在时其他照料者（包

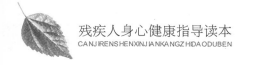

括父亲）所不允许的行为或动作，这或许就是母爱的作用。常听某些母亲抱怨说，自己的小孩跟着爸爸时是比较听话的，不让做什么就不去做什么，可是换成自己照看时，孩子就变得格外顽皮，令自己感到头痛和挫败，最终归咎于小孩子也懂得欺负人。其实，很多情况下，小孩子的这种行为表明母亲对孩子具有至关重要的作用。

研究发现，新生儿出生不到 24 小时就能将自己母亲的声音与其他声音区分开来；测量新生儿的心率变化会发现，母亲的声音会让新生儿的心率减慢，这也许是因为胎儿在母体内长达 10 个月，能习惯母亲心跳的声音，并对母亲熟悉的声音做出相应的反应，因此出生后立即就能对母亲产生依恋。这种对唯一个体迅速形成的亲密关系被称为"印记"。在这个问题上，鲍尔比认为：对婴儿而言，依恋于一个能注意其需要的个体是有适应价值的，婴儿从生物学上做好准备，让他人照顾自己，并逐渐依恋照料者。

在鲍尔比看来，儿童还会对其他人形成依恋，但母亲通常始终是儿童的主要依恋对象。当然这不能完全否定父亲及其他照料者（特别是父亲）的作用。父母亲在养育孩子时具有互补的作用，只是在照料孩子的方式上有着不同，这种作用在某种程度上是由父母亲在家庭中所承担的不同角色决定的，并不是由父母亲的性别本身决定的。

（二）幼儿期的心理发展

幼儿期的年龄范围是 3～6 岁，这个时期儿童的心理发展仍处于快速发展的阶段。

1. 幼儿的游戏

游戏是幼儿期儿童的主导活动。幼儿的认知、学习、社会化过程多半都是通过游戏进行的。幼儿的游戏是象征性游戏，象征性地使用替代物进行假装游戏。游戏对儿童心理发展具有特殊意义：是促进儿童认知发展的重要途径；是儿童参与社会生活的特殊形式（如过家家等）；是儿童实现自我价值，展现创造力的途径；还能培养儿童健全的人格、增强儿童体质等。

2. 幼儿期的认知发展

幼儿期是儿童言语发展的关键性时期，口语表达能力的发展是幼儿言语发展的集中表现。在这一时期，5 岁前的儿童一般没有记忆策略；5～7 岁的儿童自己不能主动运用记忆策略，但经过诱导就可以运用；7 岁以后儿童能主动而自觉地采用策略，10 岁后记忆策略稳定发展。幼儿这一时期的提问会从"是什么"转化为"为什么"，说明儿童对客观世界的了解欲望开始转向事物的内在。

3. 幼儿期的社会性发展

幼儿的自我评价是从这一时期开始建立的。自我评价能力的特点是：从依从成人的评价发展到开始有独立自我的评价，从对外部行为表现的评价向内在品质评价转化，从简单笼统的评价发展到较为具体的评价，从主观情绪性评价向初步客观性评价发展。这一时期的儿童会有攻击行为，控制这一行为的常用方法是：改善儿童所处的环境条件，教给儿童减少冲突的有效策略，增加儿童对攻击行为有害后果的了解，发挥榜样的作用。在儿童自我概念的形成过程中，性别认同是一个重要方面，儿童要成为合格的社会成员，就必

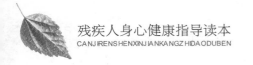
须认识自己的性别和社会对不同性别的期望。

同伴关系是儿童在交往过程中建立和发展起来的一种儿童间的人际关系，同伴在儿童的人格和社会性发展中起着成人无法取代的独特作用。因此父母一定要珍惜儿童的伙伴关系，千万不能阻止或粗暴干涉。帮助他们建立良好的同伴关系，是家长不可轻视更不能推卸的责任。

儿童在3～4岁时出现个体的第一反抗期，经过了反抗期的儿童，成人以后自主性较强；而那些未出现反抗期的孩子，在成人后自主性和主动性会比较缺乏。如果孩子没有反抗行为，可能是因为父母的教育过于严厉，使孩子自主的欲望受到抑制；或者是父母过于溺爱，剥夺了孩子自我发展的机会。

4. 幼儿期的心理卫生

在这一时期应组织多种形式的游戏，鼓励孩子与同伴交往。对那些退缩、害羞的孩子，应创造良好的条件，鼓励他们和同伴一起游戏，教给他们如何更好地与人交往，如何恰当地表达和控制情绪以及如何处理内心的焦虑和冲突。培养孩子良好的生活行为习惯，如自己穿衣服、整理玩具，注意饮食卫生，不吃零食，对人要有礼貌，不自私等。

要注意培养孩子的独立性，家长要有耐心，不要因为孩子做不好或溺爱孩子，就代替孩子做他们应该自己做的事情。

（三）青少年的心理发展

青少年期是儿童从童年向成年发展的过渡时期，这一时期又被称为青春期。青春期分为少年期和青年期两个阶段，两个阶段均属于过渡期，但心理发展特征各有侧重。

1. 少年期儿童的心理发展特征

少年期是指 11 岁、12 岁到 14 岁、15 岁，这个年龄阶段大体在初中时期。由于此期间少年心理的发展是极其复杂、充满矛盾的，故又称为"困难期"、"危机期"。其主要特点是身心发展不平衡，自我成熟感和半成熟现状之间的错综矛盾，以及这些矛盾所带来的心理和行为的特殊变化。

（1）发展加速现象

少年期是个体生长发育的鼎盛时期，也是初步性成熟的阶段。这个时期的身体和生理机能都发生急剧的变化，成为生长发育的高峰期，也叫第二加速期（第一加速期是 0 ~ 1 岁）。这一时期儿童的身高、体重、肩宽、胸围等的成长速度都在迅速增加，这叫做成长加速，性功能的迅速成熟叫做成熟加速。总之，一代人提早达到成人的成熟标准的现象叫做发展加速现象，这种现象在 40 多年前就有学者指出，它是世界性的问题。实际上，近百年以来就已经出现了加速发展的苗头。在此期间，少年儿童会出现青春期缩短现象，出现乳房发育、体毛产生、变声等第二性特征，以及月经初潮、遗精现象，并在短期内达到初步成熟。

由于生长发育加速的不平衡，出现了早熟儿（加速儿）和晚熟儿。早熟儿在身体和智力发展方面比同龄儿童有优势，往往容易在朋友及伙伴关系中处于较高的地位。晚熟儿身体发育相对迟缓，容易有低人一等的感觉。另一方面，提早进入青春期的女孩子，由于身体加速变化，其体力和体能一时不能适应，又因她们的兴趣爱好

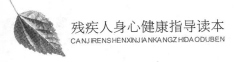

也常与同龄朋友不一致，从而产生苦恼。而男孩子对性功能的提早成熟还缺乏精神准备，容易出现不由自主的性冲动。

（2）心理发展的矛盾和易出现的偏差

初中阶段是少年儿童个体生命全过程中一个极为特殊的阶段。如上所述，在这个阶段，生理发育加速，提早进入成熟状态，但是心理发展速度却相对缓慢。由于身心发展的不和谐、不平衡，再加上少年儿童的自我调节较为能力脆弱，容易引起心理发展上的种种矛盾，并容易出现心理及行为偏差。

少年期的心理矛盾现象主要有：心理上的成人感与半成熟现状之间的矛盾，心理断乳与希望在精神上得到父母的支持和保护的矛盾，心理闭锁性与需要理解交流的矛盾，要求独立自主与依赖之间的矛盾，自以为是与经常出现自卑感之间的矛盾等等。

少年期儿童由于身心发展的不平衡，会有许多心理冲突，承受很大的压力，如果这些问题不能得到顺利解决，或者长期遭受困扰，就可能在情绪情感、性格特征、行为表现等方面出现种种问题，甚至容易出现某些身心症状，如支气管喘息、心脏神经症、肠道运动失调、神经性食欲缺乏、不安神经症、强迫神经症、口吃以及厌学、失足行为乃至自杀等。这些都是现代教育所要解决的重要课题。

（3）青少年期思维的发展特点

青少年期的思维发展水平处于形式运算水平，其主要特点是：思维活动不再受思维内容的局限，可以依据假设进行逻辑推理，能运用形式运算解决诸如组合、包含、比例、排除、概率及因素分析等逻辑课题。也就是说，青少年期儿童的思维具有抽象逻辑性。

①建立假设和检验假设的能力

初中学生在面对智力问题时，并不直接寻求结论，而是会根据问题、材料和情景，对问题进行逻辑分析，提出解决问题的假设，提出将会出现不同结果的可能性。然后通过进一步的逻辑分析和实验，确定何种可能性才是事实。最后再运用逻辑推理的方法得出适宜的现实性结论。他们不断地检验假设，迅速地放弃不正确的假设，及时地建立新的假设，从而使建立假设和验证假设的能力逐渐提高并趋向成熟。

青年期可以进一步地运用个体从未经验过的事项，运用因果关系等逻辑理论构成命题，建立假说。能够运用逻辑法则和推理建立抽象的问题和命题，是认知能力成熟的表现。这个时期，思维者完全可以按照提出问题、明确问题、提出假设、检验假设的途径，经过一系列抽象逻辑过程，达到解决问题的目的，使抽象逻辑思维得到充分的发展。

②抽象逻辑推理能力的发展

形式运算阶段的青少年思维的主要特点是：可以在头脑中进行抽象的符号运算，在头脑中把事物的形式和内容分开，可以离开具体事物进行逻辑运演，形成独立的形式运算体系。

三段论是人们典型的思维方式。三段论是以两个直言命题为前提，推导出一个直言命题结论的演绎推理，这是人们经常运用的重要思维形式。研究者们以这种典型推理形式为课题，以小学三年级、五年级、初中一年级、初中三年级的学生和大学生为受试者，

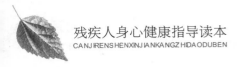
按条件推理原则进行研究，分析推理能力的发展特点。研究发现，无论在推理形式还是推理内容方面，都随年龄增长而表现出不同的发展结果。初中以上儿童及大学生的推理正确率基本上不再受内容的影响。这说明，随着年龄的增长、年级的升高，他们已经能够进行独立的逻辑形式运算，达到了逻辑推理的理论型水平。

2. 少年期独立自主的要求与第二反抗期

儿童在反抗期中的反抗，主要是指依赖与自主之间的纠葛，以及由于对立而造成的子女与父母之间的矛盾冲突。这种状态的延续阶段就是反抗期。如前所述，三四岁幼儿处于第一反抗期，初中生（由于发展的不平衡，也可能提前到小学高年级或延迟到高中初期发生）正处于新的反抗期，称为第二反抗期。两个反抗期有共同点也有不同点。

（1）两个反抗期的共同点

①新旧关系体制的转型

在反抗期之前，孩子对父母的依赖与父母的权威之间保持着平衡，随着孩子新的能力和意识的增长，这种平衡受到挑战而即将被打破。反抗期就是在建立新的平衡体制之前所出现的改革和混乱，所以也称改革期或混乱期。

②独立自主性

由于新的能力和自我意识的发展，孩子对于独立性的要求逐渐强烈起来，自我主张日益增强，于是使矛盾集中在自主和依赖、反控制和控制之间的斗争上。

（2）两个反抗期的不同点

第一反抗期的独立自主要求，主要在于争取自我主张和活动与行为动作的自主性与自由权；第二反抗期的独立自主要求则是全面的，从外部因素到内在因素，从行为表现到要求人格的独立。

（3）第二反抗期的主要表现

①社会地位的欲求不满

②观念上的"碰撞"

③不能自控的情绪波动

④青春期的烦躁

⑤反抗的主要指向——父母

（4）形成第二反抗期的原因

第二反抗期的成因，主要在生理、心理和社会三个方面：

①生理方面，少年儿童由于身体加速成长，生理迅速成熟，从而产生了"成人感"——自以为已经成熟。但因为发展的不平衡，他们在知识、经验、能力方面并未成熟，只处于半成熟状态。这就造成成人感与半成人现状之间的矛盾。这种矛盾是造就反抗期的主要原因。

②心理方面，由于自我意识的飞跃发展，使他们进入"心理断乳期"。正如婴儿断奶一样，在心理上要摆脱对父母的依赖，要以独立人格出现。但因为发展的不协调，他们的心理能力明显滞后于自我意识，从而产生难以应付的"危机感"。

③社会因素方面，进入中学以后，学校环境和教学要求都会发生很大的变化，这种更高的要求，势必激励学生产生"长大成人"的责任感。另外，这个年龄阶段的少年儿童非常注重自己在同龄人

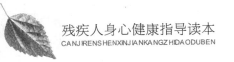
群和朋友中的地位，力求找到知心朋友，渴望得到别人的接受和尊重。为此，他们要力争具有独立自主的人格。当自主性被忽视或受到阻碍、个性发展受阻时，就会引起反抗。

反抗期是儿童心理发展的正常现象，从某种意义上说，也是发展的必经途径。家长对这一现象应予以客观、正确的认识，要帮助孩子顺利渡过这一人生中的特殊转折期。

（5）如何帮助少年儿童顺利渡过反抗期

第二反抗期有多种特点，多种表现形式，又与儿童的教育条件、所处环境以及遇到的各种问题有着密切的关系，因此可以通过各种方式帮助孩子顺利渡过这一困难期。最重要的是：父母对此应给予理解，并正确对待。

①父母需要了解反抗期的矛盾焦点

反抗期矛盾的焦点在于：少年儿童对自己发展的认识超前，父母对他们发展的认识滞后。少年儿童的认识超前是指对自己具有成人意识而不具备成熟的心理条件；父母的观念滞后，主要表现在他们只注重孩子半成熟的一面，而忽视了子女的成人感这一不可忽略的发展事实。

②父母需要改变儿童观与教育观

在儿童观和教育观方面：为人父和人母者，都非常重视"爱护"和"教育"子女，习惯以教育者的身份对待子女；缺乏对教育者与被教育者之间的相互影响、相互作用、相互促进（或相反）的互动关系的认识；不理解儿童自我发展的成长特性，不能适应儿童发展的现状和需求。当子女身心急剧发展及反抗期到来之时，往往表现得困惑不解和不知所措。因此，父母应该适应子女的成长，改变教育观念和态度。

③父母应该正视亲子关系的变化

青少年通过反抗期走向自主自立。这期间他们对父母态度也在变化。在进入青少年期以后，以父母为范型的态度不再继续，而是看到父母也有很多缺点。同时，由于自身洞察力与对他人认识能力的发展，能够从人的整体人格层面对父母的优缺点进行全面评价，认为父母虽有缺点，但应受到尊敬。青年后期，更多的人对父母采取尊敬的态度。但是，到这个时期，父母不能再把子女作为依赖于己和被支配的对象，子女本身也已经不再依从于父母，而具有独立的自我了。

在反抗期阶段，亲子关系处理得好与不好，其意义尤其重要。如果处理得好，就能使青少年对家庭产生深厚的感情和应有的责任感，并能促进他们形成积极的独立态度，较为平稳地渡过"心理断乳期"，并能较为顺利地进入成人社会。如果处理得不好，会使矛盾激化，刺激子女反抗期情绪的增强，乃至影响到他们的学习兴趣、社会交往，使他们长期陷入压抑和孤独感中难以自拔，并且对家庭观念的形成也会造成不利的影响，甚至会留下一生的遗憾。父母也会因此而失去子女对自己的尊敬、爱戴，以至于失掉应有的教育权。

④以友相待并尊重儿童的自主权

父母与少年儿童相处，要和他们建立起朋友式的友谊关系，尊重他们应有的自主权与隐私权。遇事多与他们商量，倾听他们的意见，并通过积极的引导，转化他们的不成熟和片面的认识。

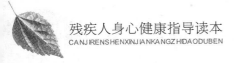
（6）引导儿童正确接纳自己和自己的变化

①少年儿童应该正确认识到：反抗期是个体发展中所必经的过程，要以积极的态度对待。

②树立榜样和楷模。

③组织多种自主性活动，发挥他们的独立自主性。

④建立责任感，这包括家庭责任感、集团观念和社会责任感。

3. 青年期自我意识的发展

自我意识是作为主体的"我"对于自己以及自己与周围事物关系（特别是人我关系）的认识。自我意识是人的意识的重要方面。自我意识的水平是个性发展的标志，也是推动个性发展的重要因素。

成熟的自我意识至少有三方面特征：一是能感受到自己的身体特征和生理发展状况；二是能意识并体验到自己的内在心理活动；三是能认识到自己在集体乃至社会中的作用和所处的地位。

如果说婴儿期是自我意识发展的第一个飞跃期，那么青少年时期就是自我意识发展的第二个飞跃期。这一时期也被称为自我意识发展的突变期。青年期自我意识发展的过程，主要是自我概念、自我评价、自我理想整合和统一的过程。

（1）青年期是自我意识的形成期

从青春发育期开始到青年后期，大约需要十来年的时间，这是自我意识、自我心理迅速发展并走向成熟的时期。

青年期自我意识发展的最主要的特点在于：追求自己内在世界中存在着的"本来"的、本质的自我，并将注意力集中到发现自我、关心自我的存在上。青年期是自我意识的形成期，自我意识的形成要经历分化和整合的过程，这一过程贯穿整个青年期。青年期自我意识发展中，将自我分化为"客体我"和"主体我"，对这两个"我"进行审视和分析，再经过自我接纳和自我排斥等过程，使两者在新的水平上协调，即达到自我的整合和统一。

（2）青年期自我同一性的追求和确立

自我意识的发展和自我同一性的确立是青年期的重要发展任务。艾里克森著名的自我同一性理论对青年期的人格发展和自我发展予以系统论述。他认为青年期的发展课题（任务）是确立自我同一性和防止同一性的扩散。艾里克森把人生的人格发展历程分为八个阶段。

VIII成年后期								自我整合对绝望
VII成年中期							繁衍对停滞	
VI成年前期					提携感对社会的孤立	亲密对孤独		
V青年期	时间前景对时间前景扩散	自我肯定对自我意识过剩	角色实验对消极同一性	成就预期对工作瘫痪	同一性对同一性扩散	性别同一性对性别扩散	领导的极化对权威扩散	思想的极化对理想扩散
IV儿童期				勤奋对自备	劳动同一性对同一性丧失			

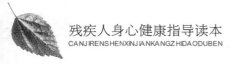
（续表）

	1. 口唇期	2. 肛门期	3.(禁止)期	4. 潜伏期	5.(禁止)期	6. 成年期	7. 成年期	8. 老年期
III 幼儿期		主导性 对 罪恶感	游戏同一性对同一性空想					
II 婴儿后期		自律性 对 羞耻 怀疑	两极性 对自闭					
I 婴儿前期	依赖对不信							
社会性发展 / 生物性	1. 口唇期	2. 肛门期	3.(禁止)期	4. 潜伏期	5.(禁止)期	6. 成年期	7. 成年期	8. 老年期
中心环境	母亲	双亲	家庭	近邻学校	伙伴及朋友集团	性爱·结婚	家庭·传统	人类·亲友
品质	希望	意志力	目标	能力	诚实	爱	关心	贤明

艾里克森的基本观点是：人的心理发展源于心理需求和社会要求之间的矛盾，称为"心理·社会危机"。心理·社会危机的解决过程就是心理发展的过程。从上图中可以看到：从婴儿期（前期）到老年期（成人后期），每个阶段都有其特殊的发展任务，由于发展任务完成的顺利程度不同，而呈现积极结果与消极结果。他认为：人格的发展是一个逐渐形成的过程，一定要经过几个顺序不变的阶段。每个阶段都有一个普遍的发展任务，这些任务是由个体的成熟、社会文化环境与社会期望之间不断发展的冲突和矛盾所决定的。如果在每一阶段内，冲突解决得好，发展任务就完成得好，就能形成积极的个性品质；如果完成得不好，就会形成消极的个性品

质。各人完成任务的程度并不相同，一般都介于积极和消极两个极端之间的某一点上，健康的个性品质倾向于积极的那一端。上一阶段任务完成得好与不好，会影响下一阶段任务的完成。

艾里克森认为：如果个体在进入青春期之前，各个阶段的发展任务完成得好，比如有较强的信任感、自主感、主动感和勤奋感，到青年期实现有意义的同一性的机会就比较多。反之，就可能出现与自我同一性相反的情况，即同一性的扩散或混乱。他强调，青年期确立自我同一性的过程，必须在七个方面（青年期一栏中横排所列）实现整合，才能使人格健全发展。一旦自我同一性的形成过程中出现同一性失调，就会导致无法认识自我或无法确认自我，而使自我处于一种毫无布局的弥漫、扩散、混乱状态。

诚然，在一段时期内，为寻找自我、发现自我而出现暂时的同一性分散或角色混乱，多是正常现象。通过角色试验、亲身体验，经过痛苦的自我探求，可能实现新的、更富创造性的、积极的自我同一。

但是，如果长期遭受同一性挫折，就会出现持久的、病态的同一性危机，无法知道自己究竟是什么样的一个人，想要成为什么样的人，不能形成清晰的自我同一感，致使自尊心脆弱、易受挫，道德标准受阻，长久地找不到发展方向，无法按自己设计的样式正常生活。有的人会走向与社会要求的同一相反的消极的同一。有的人甚至会出现同一性扩散症候群的特征。

（3）同一性扩散或同一性混乱

有的学者把同一性症候群的特点归纳为如下六个方面：

①同一性意识过剩

95

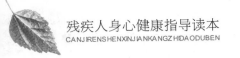

陷入时刻思考"我是什么人"、"我该怎么做"的偏执中，被束缚于其中不能自拔而失去自我。

②选择的回避和麻痹状态

有自我全能感或幻想无限自我的症状，无法确定或限定自我定义，失却了自我概念，失却了自我选择或决断。只能处于回避选择和决断的麻痹状态。

③与他人距离失调

无法保持适宜的人际距离，或拒绝与他人来往，或被他人所孤立，或丧失自我而被他人所"侵吞"。

④时间前景的扩散

是时间意识障碍的一种，不相信机遇，对将来也毫无期待或展望，陷入一种无能为力的状态。

⑤勤奋感的扩散

勤奋的感觉崩溃，或无法集中于工作与学习，或过于专注，发疯一样只埋头于单一的工作。

⑥否定的同一性选择

参加不被社会所承认的集团，接受被社会所否定、排斥的生活方式和价值观等。

艾里克森认为：自我同一性是贯穿人的一生的发展课题，青年期自我同一性的解决与前几个阶段任务的完成程度固然有密切关系，但是，青春期未能很好地解决这个矛盾，不代表今后就无法解决。而已经建立的自我同一也不一定会一劳永逸，它还会在今后遇到种种威胁和挑战。因此，自我同一的形成和确立是动态发展的，是毕生发展的任务。

● **知识窗**：什么是"自我同一性"

"自我同一性"本意是证明身份，指个体尝试着把与自己有关的各方面结合起来，形成一个由自己决定、协调一致、不同于他人的独具"同一风格"的自我。简单理解大概就是：把自己"众多的人格"同一起来，形成一个比较稳定的人格。包括个体在寻求自我的发展中，对自我的确认和对有关自我发展的一些重大问题，诸如理想、职业、价值观、人生观等的思考和选择。在这一过程中，必然要涉及个体的过去、现在和将来这一发展的时间维度。而自我同一性的确立，也意味着对个体和自身有充分的了解，能够将自我的过去、现在和将来组合成一个有机的整体，确立自己的理想与价值观念，并对未来的自我发展有自己的思考。

第二节 残疾青少年面临的成长问题

残疾青少年的教育，不仅面临着一般青少年教育的问题，更有其特殊性。下面我们将以真实案例来说明残疾青少年成长、教育所

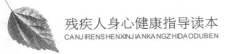

面临的典型问题。案例中的人名均为化名。

一、残疾青少年的受教育情况

案例：徐睿今年已经六岁了，到了该上学的年龄。但是他由于两岁时的一次意外导致双目失明。父母总觉得对不起孩子，日常生活中对孩子悉心照顾，并且特地雇佣一个保姆负责小徐睿的生活起居。眼看着小徐睿到了上学的年龄，父母一方面想让孩子像其他孩子一样去上学，另一方面又担心孩子在学校里受委屈，内心越来越矛盾。

第二次全国残疾人抽样调查领导小组于 2007 年 5 月 28 日发布的第二号调查公报显示，全国 6 至 14 岁学龄残疾儿童共有 246 万人，占全部残疾人口的 2.96%。其中视力残疾儿童 13 万人，听力残疾儿童 11 万人，言语残疾儿童 17 万人，肢体残疾儿童 48 万人，智力残疾儿童 76 万人，精神残疾儿童 6 万人，多重残疾儿童 75 万人。学龄残疾儿童中，63.19% 正在普通或特殊教育学校中接受义务教育，各类别残疾儿童的相应比例为：视力残疾儿童 79.07%，听力残疾儿 85.05%，言语残疾儿童 76.92%，肢体残疾儿童 80.36%，智力残疾儿童 64.86%，精神残疾儿童 69.42%，多重残疾儿童 40.99%。全国残疾人口中，受教育程度为大学（指大专及以上）的残疾人有 94 万人，高中程度（含中专）的残疾人有 406 万人，初中程度的残疾人为 1248 万人，小学程度的残疾人为 2642 万人（以上各种受教育程度的残疾人包括各类学校的毕业生、肄业生和在校生）。15 岁及以上残疾人文盲人口（不识字或识字很少的人）为 3591 万人，文盲率为 43.29%。

虽然《中华人民共和国残疾人保障法》规定：残疾人与健全人具有同等受教育的权利，同时指出残疾人教育应在课程设置、教材、教学方法、入学和在校年龄等方面有适当的弹性，近年来我国的残疾人教育事业也取得了长足发展。但是，现实中发现，残疾人接受高等教育的比例还是很低，仅有15%左右，残疾人接受高等教育程度远远低于健全人的水平。

残疾人往往因各种原因不能受到高等教育：一是教育结构设置不合理，缺少与残疾人特点相适应的专业，残疾人接受高等教育的渠道较窄；二是自身残疾妨碍其接受高等教育；三是残疾人及其家庭一般收入较低或贫困，无法支付高等教育所需费用。种种原因，致使残疾人在需要提高知识水平和劳动能力的阶段就失去了受教育的机会。面对竞争激烈的人才市场，失去了受教育的机会，也就意味着不能适应当今的社会。

所以，有残疾儿童少年的家庭应该更关注孩子的教育问题，像徐睿的父母，他们完全可以放下顾虑，让孩子及时接受学校教育，广泛地接触社会，进行必要的人际交往，学习必要的知识和技能，只有这样才能为他们将来独立地走向社会奠定良好的基础。

二、残疾青少年的家庭教育现状

案例：雨萌是个3岁的女孩子，出生不久，细心的父母就发现女儿对周围发出的声音没有反应，后来检查得知，女儿天生就是个聋儿。望着乖巧的女儿，夫妻俩的心都要碎了。虽然女儿听不见声音，但是父母非常希望孩子能学会说话。所以，他们到处找老师，

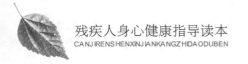

学习手语，现在小雨萌已经能够用手语跟父母做些简单的沟通了。可是，夫妻俩还是为小雨萌将来的生活和学习担忧。

生活中跟小雨萌经历相似的孩子还有很多很多，但不是每个孩子都有小雨萌这样幸运。更多的聋儿是在父母的眼泪里无奈地成长着。有的聋儿家庭，父母不愿意接受这个残酷的现实，到处求医问药，花光了家里所有的积蓄，最终在无望的现实面前心灰意冷。有的甚至放弃了孩子学习的机会，仅仅教给孩子一些生存的本领，使孩子的一生都在无声的世界里抱着一个又一个的遗憾守望着。有的聋儿或许还能接受几年正规的学校教育，有的却连学校的大门都没有进过。

其实，对于视力和听力有残疾的孩子，只要家长能够了解孩子残疾类别的某些"优势"，能够细致耐心地实施家庭教育和学校教育，孩子的人生同样可以异彩纷呈。而家庭教育的过程，正是父母用品德、智慧、情感以及良好的生活习惯，给孩子以长期熏陶的过程，从孩子身上往往能体现出家长的人格魅力，对于残疾儿童来说，这一点尤为重要。根据"缺陷补偿"原理，当身体的某一器官受损时，其他器官会得到充分的发展以补偿缺陷。比如，耳聋的孩子，由于丧失听力，他们的视觉功能会得到充分的锻炼，他们的观察力、模仿能力极强。再比如，盲孩子对声音极其敏感。残疾孩子与父母的交流存在着一定障碍，他们学习的过程更多来自模仿、听或看，这就对家长提出了更高的要求。做家长的首先要努力提高自身素质，不断学习科学的家庭教育理念和方法，为孩子创设和谐的家庭氛围，尊重孩子的兴趣爱好，耐心地与孩子沟通交流，倾听他们的心声，做他们的朋友，更重要的是，要有目的地培养残疾孩子自尊、自信、自立、自强的优良品质。

不要认为残疾孩子没有希望、没有未来。张海迪、海伦·凯勒、霍金，他们的身体虽然与健全人存在差异，但是头脑一样充满生机与活力。我们要看到残疾人的聪明和睿智，他们一样可以过有意义的生活，可以用坚强意志书写自己独特而辉煌的人生，上面这些自强的残疾人，都就是我们教育孩子的好典型。

古希腊卓越的政治家、演讲家德摩斯梯尼，年轻时口吃，说话气短，而且爱耸肩。谁也不会想到，就是这样的一个人，后来却成为著名的演讲家和雄辩家。他面对自己的"缺陷"，毫不退缩，越是困难就越去克服，去训练。他初学演讲时曾被听众哄下台，但他毫不气馁，为了练发音，他嘴含石子朗诵；为了克服气短的毛病，他一面攀登陡坡，一面吟诗；甚至悬起两把剑来改正自己爱耸肩的习惯。经过长期坚持不懈的努力，他终于成为著名的演讲家、雄辩家。

残疾人中，还曾有过一位无腿走遍世界的"激励大师"，这是一个真实的故事：

1969 年 8 月 14 日，约翰·库提斯出生在澳大利亚的一家医院里。当时的小约翰，身体只有可口可乐罐子那么大，腿是畸形的，而且没有肛门。医生告诉约翰的父亲，这孩子不可能活过 24 小时，还是赶紧准备后事吧。

但是，当悲伤的父亲给儿子准备好小衣服、小棺材、小墓地，回到医院时，发现儿子居然还活着。在医生一次又一次的死亡宣判

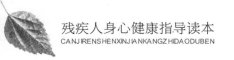

中，小约翰顽强地活了下来。

由于小约翰个子非常小，周围的一切对他来说都是庞然大物，他非常胆怯，对任何比他大的东西都充满恐惧，尤其是家里的狗经常欺负他。父亲认为，首先就应该培养小约翰的胆量，让他勇敢起来，毕竟，将来的人生要靠他自己一个人去面对。父亲告诉小约翰："你必须自己面对一切恐惧，勇敢起来。"于是，父亲把小约翰和狗一起关到后院里。后院里很快传来小约翰的尖叫声和狗的叫声。父亲胆战心惊地待在屋子里没有出来。后来邻居听到声音报了警。当警察和父亲一起走进后院的时候，大家惊奇地发现，小约翰正骑在那条狗的背上，他终于战胜了那条狗。

后来小约翰上学了。个头矮小的约翰，几乎成了一些调皮学生的玩偶。他们拆掉约翰的轮椅，弄坏他轮椅上的刹车，甚至把他绑在教室的吊扇上，随着风扇一起转动……约翰常常是一个人在教室的角落里一边哭泣，一边慢慢组装被同学们拆散的轮椅。

众多的痛苦，使约翰想到了自杀。但是，母亲流着泪紧紧抱着他说："约翰，你永远是我们生命中最美好的孩子！"在母亲的劝解下，约翰放弃了自杀。他鼓励自己说："永远都不要认为自己很惨，世界上比你更惨的人多得是。"很多年以后，约翰回忆起这段经历，不无幽默地说，"至少，那时我闭着眼睛也能很快安装好被拆散的轮椅。"

面对众多的痛苦经历，约翰想，自己的身体残疾，但是心智不能残疾，为了爱自己的父母，也要好好地活下去。他学会了打室内板球，还喜欢上了举重和轮椅橄榄球。由于手部得到长期使用，他的手臂有着惊人的力量。

1987年，17岁的约翰·库提斯做了腿部的切除手术。因为那两条从来也没有派上过用场的畸形的腿总是像尾巴一样翘起来，行动非常不方便。此后约翰就成了半个人，但是行动反而更加自如。

中学毕业后，约翰不愿意被父亲养着，决定自己找工作，他爬在滑板上，敲开一家又一家店门，问是否愿意雇佣他。很多时候，人们打开店门，根本没有发现几乎趴在地上的约翰，就关上了门。经过成百上千次的失败应聘后，约翰终于在一家杂货铺找到了自己的第一份工作。后来，他又做过销售员、技术工人……

一次偶然的公开演讲给约翰带来了全新的人生。之后，他用那粗壮有力的胳膊支撑着身体，开始了世界各地的巡回演讲。他用那洪亮的嗓音、幽默的语言，向人们讲述自己经历的自卑和忧伤，讲出自己的挣扎和拼搏，给人以启迪。就这样，没有腿的约翰已在190多个国家做了800多场演讲，影响和激励了200多万人。一些连健全人都无法做到的事，没有腿的约翰却做到了。他成了世界闻名的激励大师。

但是，现实中，我们却看到更多的残疾儿童，尤其是一些后天残疾的儿童，在家长的过度关爱中，丧失了"缺陷补偿"的机会，完全成了被照顾者。他们对他人的照顾有着强烈的依赖，有的甚至一离开他人的照顾就会成为"废人"。因为，这些孩子无法照顾自己的日常起居，只能生活在自哀自怜当中，每天被困在床上或房间里，缺少与外界接触的机会，他们的情绪、情感在过度的保护中无法得到发展和完善。

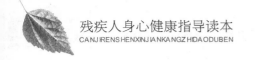

因此，残疾儿童的家庭教育也是一门学问，更是一门艺术。为了残疾孩子的明天，全社会都应该来关注残疾孩子，关注残疾孩子的家庭教育，让更多的残疾青少年健康成长。

● **知识窗：** 什么是缺陷补偿

"缺陷补偿"也可以理解为"过度补偿"，是指过多的补偿，尤其是指为弥补身体或心理的不健全或缺陷而进行的过度努力，进而使某部分肢体具有代替原有肢体功能的能力。比如：失去双手的人，通过一定时间的训练和努力，就可以用双脚来代替双手做一些事情，如穿衣服，梳头，刷牙，洗脸，吃饭等，甚至还能用脚来写字，弹琴。

三、困扰残疾青少年的成长问题

（一）智残青少年的成长问题

案例： 刘鑫鑫是个六岁的智残女孩儿，面部扭曲，每天只是摇晃着脑袋，流着口水，嘴里含混不清咿咿呀呀地说着什么。妈妈看着她，不禁摇头叹气，爸爸更是每天唉声叹气，抱怨自己的命不好。妈妈每天除了忙工作以外，就是待在家里陪着这个女儿，极少外出，也很少带孩子出去。

像刘鑫鑫这样的智残儿童，由于大脑发育受到不同程度的损害，在感知、记忆、思维、语言、个性等方面与健全孩子有着明显的差距。而且他们的世界没有人能够真正地进入，更少有人能耐心地去了解他们的生活。他们的父母更多的是在伤心和内疚中无助地陪伴着他们，期望他们能平安地活着，不再有其他的事情发生也就谢天谢地了。有些家人甚至把智残孩子视作累赘，任其自生自灭。但是，有些智残儿童仍然具有超常的能力和智慧，大家熟知的指挥天才"舟舟"，就是很好的一个例子。因此，家长应该多看一些智残儿童的教育等方面的书籍，了解这类孩子在感知觉等方面的特点，这样，对于这类孩子的健康成长会有一定的促进作用。

1. 智残儿童的感知觉特点

智力残疾儿童的感觉的绝对阈限高于健全儿童，绝对感受性则低于健全儿童。感觉的产生依赖于刺激，没有刺激就不会有感觉。感觉的绝对阈限是指刚刚能引起感觉的刺激量，而人能够觉察出最小的刺激量的感受能力就叫绝对感受性。由于智力残疾儿童大脑功能的缺陷，同一强度的刺激可能引起健全儿童的感觉，却不一定能够引起他们的感觉。前苏联一位心理学家用速示器做过一个图片辨认实验，当图片以 22 微秒的速度呈现时，健全成人能辨认出全部图片的72%，健全儿童能辨认出59%，而智力残疾儿童却一个也辨认不出来。当图片呈现时间延长为 42 微秒时，健全成人能辨认出100%，健全儿童能辨认出 95%，智力残疾儿童只能辨认出55%。这个实验说明智力残疾儿童的感知的迟钝和缓慢。与此相联系的，是智力残疾儿童的感知范围狭窄，感知的信息量较少。这表现在同一时间内他们能清楚地感知事物的数量比健全儿童要少得多。此外，智力残疾儿童的知觉恒常性比健全儿童差。把同一事物放在不同的环境之中，他们往往认不出来。例如，在黑板上认得的

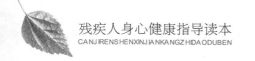
字，换到课本上可能就认不出来了。智力残疾儿童感知觉的这些特点，对学习速度的影响是十分严重的。

2. 智残儿童的记忆特点

智力残疾学生的记忆有两个特点，第一，识记速度缓慢，保持不牢固，再现困难或不准确。这方面的例子很多，例如，教他们学一个新知识时，往往需要多次重复才能教会。但是遗忘却非常快，上半节课教的内容，下半节课必须复习；有的学生学了一个学期的内容，一个假期下来基本上就忘光了。第二，由于记忆的组织能力差，智力残疾儿童不会采用分类等形式，在理解的基础上进行记忆。有人做过一个试验，分别给智力残疾儿童和健全儿童看狗、桌子、楼房、狼、小屋、椅子、草房、猫的图片，让他们看几遍后记住并回忆。健全儿童回忆时会打破原有的顺序，将所呈现的图片进行分类记忆，把上述图片分成"狗—狼—猫"、"桌子—椅子"、"楼房—小屋—草房"三组来记忆。而智力残疾学生几乎不会归类整理，只能进行简单重复，记忆效果远远不如健全儿童。

3. 智残儿童的思维特点

智力残疾儿童的思维特点主要表现在三个方面：一是思维长期停留在直观形象阶段，缺乏分析、综合、概括的能力。研究人员对9岁多的智残儿童进行物体分类的实验表明，他们的概括能力明显低于普通幼儿园大班（6岁）的水平，接近中班（5岁）的儿童。这一特点，在数学教学过程中表现为难以掌握各种规则和概念，在语言材料和数学概念的学习方面困难很大。二是思维刻板，缺乏目的性和灵活性。智残儿童在思考问题时，往往缺乏明确的目的性。

在进行某项活动时，当遇到困难或其他新鲜的事情，原先的思考就会停止。思维的不灵活主要是指：很难根据客观条件的变化来调整自己的思维定向和思维方式，表现出刻板、僵化、不会变通。例如，即使正下着大雨，负责给花浇水的智残学生也可能冒雨打伞继续去浇水，做他平时做惯的事。三是思维缺乏独立和批判性，表现为不善于独立思考问题，难以发现和提出问题，对于自己的行为和想法，很少能主动找出错误并加以改正；另一方面表现为易受暗示，缺乏主见。如在教学中，教师提问时，如果有一个同学回答错了，其他同学也会重复类似的错误答案；回答问题时经不起别人的反问，只要别人一反问，马上就改口，而不去坚持原本正确的答案。

4. 智残儿童语言发展的特点

智力残疾儿童由于大脑发育受到损害，给他们的语言发展造成了不同程度的影响。据研究统计，智力残疾儿童中具有语言缺陷的在70%左右。一般来说，智力残疾的程度越严重，语言发展的水平也越低。

智力残疾儿童在语言发展上主要有以下特点：第一，语言发展迟缓，词汇量少。有的智力残疾儿童两三岁才会说一些单个的词，到五六岁才会说一些简单的句子。有的甚至上学以后，连自己家住在哪儿也说不清。与健全儿童相比，他们掌握的词汇量要少得多。健全儿童入学时，一般已掌握了2500～3000的词汇量，有的甚至更多，而同龄的轻度智力残疾儿童也只能掌握几百个词汇，并且大多是名词、动词、代词等，连词、副词、形容词等基本不会使用。

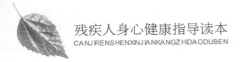
另外，他们对语言的理解也不全面，在使用某些词汇时，往往不分场合盲目使用。第二，由于智力残疾儿童短时记忆能力差和思维不灵活，稍长的句子听起来就有困难，也不会说成分较多、结构较复杂的句子，一般只能说简单的陈述句。除了以上特点外，智力残疾儿童在语言上更多地表现为发音不准、吐字不清，这是语言障碍中比较显著的特征。

感知能力、记忆能力、思维能力、语言发展等方面的限制，势必造成智力残疾青少年人际交流困难，这样也很容易对他们的学习和生活产生严重的消极影响，严重阻碍了此类孩子的社会化进程。

因此，像刘鑫鑫这样的孩子的父母亲，不要一味地伤心难过，完全可以积极行动起来，多跟孩子交流，多带孩子外出，去接触一些人，接触一些事情，参加一些康复训练活动，或是进行一些有针对性的技能学习。可以到同类的人群中，进行人际交往实践，接受科学的训练和指导。在家庭生活中要也努力培养孩子的生活自理能力，这样有助于发现孩子的特长。

（二）听力残疾青少年的成长问题

生活中，很多人提到听力残疾人，都会有这样的评价，那就是：他们普遍都是心灵手巧的人。尤其是 2005 年春节晚会上，由邰丽华领舞，总共 21 名听力残疾演员演绎的《千手观音》，曾令亿万观众折服，也使得更多的人感受到听力残疾人独有的艺术灵感和超乎常人的感受力。如何培养听力残疾的少年儿童，让他们能够在无声的世界里生活得更好，是每一个有良知的人都应该关注的事情。要做到这一点，首先就要了解这些孩子的与众不同之处。

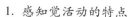

1. 感知觉活动的特点

听觉是人的一种重要感觉。一个人的听力受到损伤以后，势必会影响到他的感知觉活动乃至整个认知心理活动。听力残疾的儿童在感知觉活动方面通常有以下特点：

（1）听力残疾儿童主要依靠视觉、触觉、味觉、嗅觉等途径感知外界事物，而听觉不起或仅起较小的作用。

其中，视觉起非常重要的代偿作用。听力残疾儿童在学习、生活、劳动中，每时每刻都离不开眼睛。他们要看得快、看得细，以弥补听不见的缺陷。国内外一些心理学实验的结果显示，听力残疾儿童视知觉速度提高是比较快的。在凭借视觉参与的感知活动中，他们的视知觉能力与健全儿童没有显著差异。例如，我国心理学研究人员近年进行过"聋童、健全儿童、健全成人视、触大小知觉的实验"。实验的过程是：让被试者在四种条件下先感知一个小木球，然后呈现几个大小不等但差异细微、外观颜色一样的木球，让被试者辨认出与感知过的木球大小相同的。这四种条件是：视觉看—视觉认，触觉摸—触觉认，视觉看—触觉认，触觉摸—视觉认。前两个条件是单一感觉道，后两个条件是交叉感觉道。实验结果表明，聋童、健全儿童与成人在四种条件下，视、触大小知觉都是单一感觉道的辨别正确率明显优于交叉感觉道。聋童虽然听力损伤，但视、触大小知觉的能力并没有降低。

在学习发音和说话方面，聋童也主要依靠视觉、触觉和触觉。他们通过眼睛观察发音、说话时的舌位、口形变化，靠视觉和触觉去感知发音时送气不送气，声带振动与否，气流是急是缓，并且边

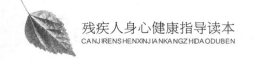
看别人口形边调整自己的口形和舌位来学习发音。这与健全儿童主要通过听觉途径来学习发音、说话有很大的差别。

（2）听力损伤给儿童感知觉带来的另一个特点，就是它限制了感知觉活动的范围和深度。

例如，聋童听不到广播，许许多多的信息他们就不了解。同时，他们的感知觉活动缺乏语言的参与，虽然每天从早到晚也接触到很多事物，但是反映事物性质的声音信号和表达这些事物的语词往往未能同时感受到。这样，他们的感知觉活动与学习语言的活动就没有同步进行，第一信号系统（客观事物）与第二信号系统（语言）出现脱节，导致他们接触的东西虽然不少，但会说的不多。

2. 记忆活动的特点

听力残疾儿童感知觉的特点决定了他们头脑中视觉、触觉、运动觉的表象较多，他们对直观形象的东西记得快，保持得也较好，并容易再现出来。例如，他们看完电影以后，往往能比较逼真地模仿出感兴趣的人物表情、动作来。对于发音说话时的口形和舌位变化、送气不送气、声带振动不振动等具体形象，在头脑中也能留下比较清晰的印象。特别是他们相互交往时要打手语，记住几千个手语动作更要靠良好的形象记忆。这些事例都说明听力残疾儿童的形象记忆能力较强。然而，他们对语音、语调以及文字材料的记忆却困难得多，也容易出错，因为他们感受不清或感受不到语音、语调，阅读文字材料时也缺少语音的帮助，导致头脑中留下的语音、语调表象模糊不清，或者头脑中完全没有这类表象。

听力残疾儿童记忆活动的另一个特点是，他们有一种特殊的记忆方法——手语记忆。手语既是他们的交际工具，又是帮助他们学习有声语言的辅助手段。如学习"牛"这个字时，除了要学发音、字形、字义外，听力残疾儿童还要用一只手的大拇指抵在头顶的一端，小手指伸出，来模仿牛犄角的形状。本来"牛"字与现实生活中的牛之间没有什么相似之处，但这个手势就能帮助听力残疾儿童联想记忆。所以，听力残疾儿童识记语言材料时，一般都是边看、边读（尽管读不清楚）、边打手语，视觉活动和动觉活动协同进行。这样，静态的文字符号通过手势动作变成了动态形象。动态形象又帮助他们去记住静态的文字符号，并在头脑中留下动作表象。当要再认和回忆时，文字的动作表象又通过手势动作再现出来。这就是听力残疾儿童记忆活动中明显有别于健全儿童的地方。我国的心理学工作者研究发现，这些孩子在学习语言材料时，手语识记方式记得快，靠学习语音来记的口语识记方式记得慢；但在保持和再现方面，手语识记方式不如口语识记方式记得长久和准确。

3. 语言活动的特点

耳聋对残疾儿童最不利的影响之一，就是妨碍了语言的形成和发展。耳聋引起的语言发展上的缺陷，是听力残疾儿童心理发展中的一个非常严重的缺陷。

听力残疾儿童语言活动的特点有很多，其中有两点很能说明问题。

（1）听力残疾儿童语言形成的过程与健全儿童不同。

健全儿童在学龄前先学会了说话，即口语，到了上学阶段再学习书面语。他们识字以后，马上能凭借已有的听觉和口语经验，造

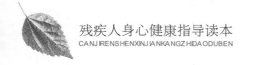

出许多句子。他们的书面语表达也完全与口语表达的顺序相一致。先口语，后书面语，是言语形成和发展的一般规律。而听力残疾儿童缺少听觉的帮助，没能适时形成口语，一般到学龄期才开始在学校系统地学习口语和书面语，口语和书面语一起学。并且，由于缺乏听觉经验和口语的支持，一方面读不清字词句，另一方面不能正确、灵活地运用已学过的字词去表达课堂上没教过而自己想表达的事情。听力残疾儿童往往不明白话应该怎么说才是通顺的，句子应该怎么写才是完整的。加上手势语表达上的一些影响，他们的口语和书面语表达经常是不通顺、不完整的。对北京一所聋校四年级19名学生的语言能力进行的调查显示：他们在 296 篇日记中的 2292个句子里，出现各类语法错误多达 674 处，占总句子数的30%。当然，经过大量语言实践和严格的教育，上述问题可以得到一定程度的克服，有些听力残疾学生的语言水平甚至能接近或达到健全儿童的语言水平。

（2）听力残疾学生除学习口语、书面语外，还要学习和运用特殊的交际工具——手语。

手语用手的动作、面部表情以及身体姿势来表达思想感情。手语包括手指语和手势语两部分。我国的汉语拼音手指字母共有 30个指式（另有两个表示 E 音和 u 音的附加指式）。每个指式表示汉语拼音中的一个声母或韵母，按照汉语拼音的规则连续拼打手指字母，就构成了完整的音节，可以拼出任何一个字、词、句。听力残疾学生平时相互交际主要是运用手势语，单纯打手指语的几乎没有。手势语表示的是词和某种表情姿态，具有形象、生动的特点。

1990 年，中国聋人协会编撰了《中国手语》一书，收录政治、经济、文化、教育等 15 个方面的规范手势动作 3000 多个，以满足听力残疾人交际的基本需要，逐步统一和规范全国的手势语。

（3）听力残疾学生在感受口语的过程中还要使用看话的方式。

看话，也叫看口、唇读。它是通过看他人说话时口形的变化、面部的表情，并结合讲话的上下文背景和头脑中贮存的语词表象，来推断和理解讲话人所说的内容。这是一种特殊并且比较难掌握的感知和理解口语的方式。

4. 思维活动的特点

思维是智力活动的核心。听力损伤影响残疾儿童语言的形成和发展，语言形成和发展缓慢，又会影响思维能力，特别是抽象思维能力的发展。因为，抽象思维活动要借助语言才能进行。因此，听力残疾儿童思维活动的一个显著特点，就是带有明显的形象性，思维发展水平比较长时间地处在具体形象思维阶段。而具体形象思维阶段，在人的整个思维发展历程中，只属于初期阶段。

听力残疾学生思维的具体形象性，表现在其思维活动的各个方面。例如，他们能很快地将摆放无序的画片按"车"、"船"、"飞机"、"蔬菜"、"粮食"、"水果"等归类。但是如果让他们将已分类的图片进一步归类，许多学生就不明白了。显然，车、船、飞机等各类事物，同类的外观也相同或相似，一目了然，所以很容易完成第一级的归类。而车、船、飞机这几类事物彼此外观不同，要完成第二级分类，就必须透过现象看本质，抓住"它们都是交通工具"这一内在属性。有的听力残疾学生尽管能完成第二步的分类，

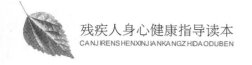

但因为掌握的语言很有限，不能用最明确和最简练的语词来概括分类理由。我国一些心理学工作者的研究也发现，听力残疾的孩子在完成智力测验的试题上，会比同龄健全学生有更多的困难（除语言理解方面的困难外），即思维的深度和广度上都与健全学生有一定的差距。但是，听力残疾学生的抽象思维能力也是能够加以训练提高的。只要从丰富感知经验和提高语言水平入手，就能促进他们的思维水平更快地向抽象思维的高级阶段发展。

了解了听力残疾儿童的上述特点以后，家长们就可以根据孩子的自身特点去扬长避短，在婴幼儿阶段就要注意引导孩子进行口语和手语的训练，丰富孩子的感知经验，提高语言水平，更好地促进这类孩子的抽象思维向高级阶段发展。

（三）视力残疾青少年的成长问题

案例：瀚宇是个视力有残疾的3岁男孩儿。他的妈妈左腿后天致残。瀚宇的妈妈非常希望小瀚宇能健康成长，能拥有一技之长，能感受到生活的美好。她很希望能得到更多的专业支持，帮助自己更好地培养小瀚宇。

小瀚宇妈妈的这个想法是非常值得赞赏的。一个孩子要想健康地成长，很大程度上依赖于家庭教育，依赖于父母对孩子各方面能力的培养。尤其是对于一个有视力残疾的孩子，家长如果能在孩子小的时候就培养其生活自理和学习的能力，无疑会对孩子的心理健康有积极促进作用。

人生中的早期阶段，主要是依靠感知觉来认知外部世界的；在人的整个一生中，通过感知觉获取直接经验，对于认识世界也是非常重要的。在人的各种感知觉中，80%以上的信息是通过视觉获得的，因此，视力残疾对青少年认识世界、学习文化知识和各种技能都有很大影响。以下我们从感知觉、记忆、想象、思维、注意力等六个方面分析视力残疾孩子在认知外部世界时将要遭遇到的问题。

1. 视力残疾儿童感知觉的特点

感知觉包括视觉、听觉、触觉、嗅觉、味觉等。视力残疾的孩子失去视觉，只能依靠其他感觉来认知世界。

视力残疾的孩子对世界的感知，以手的触觉为主，并充分利用听觉、嗅觉、味觉等，与健全儿童以视觉为主的感知方式相比，有很大局限性。

首先，视力残疾的孩子的感知觉常常缺乏主动性，因为他看不见，不了解周围发生的事，所以意识不到事物的改变或新事物的出现，当然也就无法主动感知。比如说家里新买来了一台电视机，健全孩子一下就能看到，就会围上去，非常兴奋、主动地看、摸。而视力残疾的孩子呢，你要是不告诉他，他就不知道家里新出现了一台电视机，自然想不到去摸它。因此，对于视力残疾的孩子，要经常提示并把他们带到要感知的事物面前，他们才能有机会感知。视力残疾的孩子入学后，对于学校的布局、教室的结构、学习用具等，都需要在教师或同学的带领帮助下，通过手摸、脚量来了解。

其次，触觉必须直接接触事物才能感知，视力残疾的孩子对有些物体的直接感知很困难。像教室、操场等空间较大的物体就无法用手直接摸出形状、大小，必须在其中走几遍并借助想象才有可能大致了解。而较小或者结构过于精细的物体，如蚂蚁、蚊子等等，

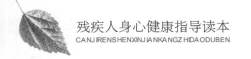
则必须借助放大的模型并想象比例大小，才能知道是什么样子的。远距离的物体，如天空中的云块、日月星辰等，也要通过想象、类比。物体运动时的形象，如奔驰的骏马，只有结合对马的静态感知与骑在马上奔跑时的感受，才能想象得出来。至于明暗、色彩等必须靠视觉感知的因素，视力残疾的孩子只能间接地进行类比、想象了。

第三，用触觉感知一个完整而较大的物体时，往往需要一部分一部分连续地观察，然后再通过记忆、联想综合起来，而不能像视觉那样一目了然。因此，视力残疾的孩子感知事物比较慢，与普通儿童相比，要多花时间，需要家长和老师有耐心。也正因为触觉的感知是各部分的累加，如果感知不周到，就容易产生片面性——盲人摸象的故事就说明了这一点。所以要经常提示、引导视力残疾的孩子有意识地重视物体的整体性，以避免"盲人摸象"那样的错误。

2. 视力残疾儿童记忆的特点

人的记忆受他在感知事物、现象时所采用的方式影响。先天全盲儿童完全不能通过视觉感知事物，头脑中没有视觉形象，其记忆表象是以听觉为主的。他们对声音信号的记忆能力较强。许多盲人能长时间地记住只见过一面的人说话声音的特征，若干年后还能再认出来。后天失明的青少年，在头脑中能保留一些失明前曾看过的形象，失明后也能再现。如谈到"高山"、"大海"，在头脑中能自然出现相应的视觉形象。盲童视觉形象保留的质量（是否清楚、完整，颜色如何）和数量、种类，取决于失明的早晚与程度。一般来说，失明越早、越严重，视觉形象保留越差。就年龄而言，五岁是个关键期。五岁以前失明的，视觉形象极易消失；五岁以后失明，视觉形象有可能保留。盲童视觉形象保留的质量与数量，对其学习与生活非常重要。保留良好的视觉形象，可以为认知事物提供比较具体的参考框架。老师在教学中要特别重视，经常激发起孩子记忆中的视觉形象，一方面有助于孩子理解知识，另一方面也是为了使这些视觉形象长期保持，以免淡化、模糊、消失。

3. 视力残疾儿童想象力的特点

想象分为再造想象和创造想象，前者是人们根据别人的言语叙述、文字描述或声音、图形示意，在头脑中形成相应的新形象的过程；后者是指不依据现成的描述而独立创造出新形象的过程。

视力残疾的孩子虽然没有或缺乏视觉形象的想象，但在触觉、听觉等形象的基础上，也能进行再造想象和创造想象。视力残疾的孩子能根据课文和老师的语言描述，再造课文的意境或人物形象，也能在欣赏音乐的过程中，在头脑里形成某种意象。创造想象的成功例子也有很多，像法国盲人布莱尔创造盲文，俄罗斯盲人埃罗先科写出许多美丽的、充满丰富想象的童话等等。

但是，不能否认，视力残疾孩子的想象是有缺陷的。许多想象要以视觉想象为基础，视力残疾的孩子形成再造想象比较困难，如难以想象出彩虹、闪电到底是什么样子。视力残疾的孩子的想象有时还带有个人的愿望和情绪色彩，甚至歪曲，例如把说话语气比较强硬、要求严格的老师想象得面目可憎。

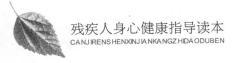

4. 视力残疾儿童思维发展的特点

还是由于缺乏视觉形象，视力残疾的孩子在形成概念时，难以通过比较各种具体形象找出其共同特征。例如"角"的概念，要通过对锐角、直角、钝角等大小形状不同的各种角进行比较，抽象出"角"的本质特征，对视力残疾的孩子来说就比较困难。他们对一些概念的含义也理解得不准确，有时会把不同类事物概括在一起，或把同类事物排斥在外。例如，有的视力残疾孩子把蜜蜂和苍蝇当成与鸟同类的东西，以为会飞的都是鸟类。有的视力残疾孩子吃过苹果，知道是圆形的，于是把其他圆的能吃的东西也说成是苹果。要他们列举蔬菜的种类，仅能说出有限的几种，知道白菜、萝卜是蔬菜，却不知道黄瓜、西红柿也是。出现这种情况，是因为视力残疾孩子的基本常识太少，不能像健全儿童那样很方便、无意地获得常识——比如通过电视、电影、图片等。由于缺乏基本的常识和经验，视力残疾的孩子在推理时，也可能没有根据，想当然。例如有的视力残疾孩子听说云是会动的，就推理得出结论"云是有脚的"，因为他凭自己的经验，以为会动的东西都长着脚。这就需要培养他们合理地进行逻辑思维的能力和习惯，了解正确的因果关系、类属关系等等。

5. 视力残疾儿童语言发展的特点

视力残疾孩子在语言理解和表达方面的问题，首先是语意不符，即不能正确理解和运用词语的真正含义，如有的视力残疾孩子能说出"电话"、"汽车"等词，而实际接触到这些物体时却不知为何物。造成这种现象主要有两方面的原因：一方面，许多视觉性词语所表达的概念，如月光、彩云等，视力残疾的孩子无法亲身体会，于是造成误解、误用；另一方面，视力残疾孩子在学习语言时，往往不能同时直接感知事物，从而未能真正理解语义。针对这种情况，家长和老师要注意教给视力残疾孩子把词语与现实中所指的事物联系起来。

视力残疾孩子在使用语言时，经常要用一些与他们的失明状态不相符的词，如说"再见"，实际上是见不着的。那么，是否把这种情形看成是语言不真实的现象，而禁止使用这样的词呢？不能，因为语言是用来交流的，视力残疾孩子的语言也要为他们的社会交往服务，如果为了真实而要求他们把"再见"说成"再听"或"再摸"等，那就不利于他们适应社会了。当然，在不妨碍交流的前提下，我们还是鼓励视力残疾孩子在日常交谈和作文中尽量表达自己的真实体会。

视力残疾孩子在语言交往中另一个可能存在的问题是：说话时表情、动作不合适，如身子或头扭向另一边，不直接面对交谈者等等。因为他们没能模仿、学会人们交谈时常用的表情、动作。这对他们与周围人的交流有一定的阻碍。

尽管会遇到上述种种困难，但是视力残疾孩子在语言发展中也有个有利条件：由于他们通过语言获得信息的需要比较迫切，比较注意倾听别人的谈话和外界传达的信息，包括广播、收音机、电视等。因此，他们词汇的掌握、口语的发展，有可能比健全儿童还要迅速优越。

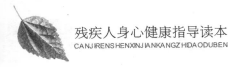
6. 视力残疾儿童注意力的特点

由于没有多余的视觉信息刺激和干扰，视力残疾孩子的听觉注意力一般较好，更容易做到专心听讲。但是，根据盲校有经验的教师的长期观察，视力残疾的孩子也有注意力分散的现象。不过，多数不像健全儿童那样表现为交头接耳、做小动作之类，而是表现为思想上的开小差。引起注意力分散的因素主要来自非视觉的信号，如无关的声响、气味等外部因素以及情绪不安、饥饿、疾病等内部因素。由于视力残疾的孩子的注意力分散不易被察觉，教师容易以为他们一直在专心听讲，这对于他们的学习也是有一定影响的。

（四）肢体残疾青少年的成长问题

肢体残疾青少年在感知、注意力、记忆、思维等认知过程方面，与健全人并无明显的区别，只是在个性特征方面存在着不同于健全人的突出特点。但是，由于他们又可分为先天残疾与后天致残，所以遭遇的成长问题也是有一定差异的。肢体上的残疾，给他们的学习、生活和工作带来了巨大困难。手脚运动的局限性，给他们的日常起居都造成了极大的困难。而身体外部的非常态的客观状态，使得很多肢体残疾的孩子对外界刺激敏感，再加上经常遭受挫折、取笑和不合适的怜悯，容易产生自卑感，感到处处不如别人，因而常常会远离人群，把自己封闭在家庭的小天地里，自哀自怜，甚至会心生怨恨，这些都会严重地压抑肢残青少年的才能和创造力。最终，有些孩子就因缺乏生活自理能力而成为家庭的负担。

面对不同类型的残疾青少年，我们该如何客观审视他们面临的成长困境，如何科学有效地帮助他们建立生活的信心，让他们能自信、坚强、独立地生活？这是我们每一个有良知的人都应该思考和关注的。

第三节　残疾青少年常见的心理问题

残疾青少年由于生理上的缺陷，如听觉、视觉、智力受损或肢体残疾，使得他们在智力或行为能力等方面都受到了限制，难以充分发展个人能力，同时也使他们的人际交往范围狭小，参与社会的机会受到不同程度的限制，因此，在残疾青少年中也出现了大量不同程度、不同类型的心理问题，严重影响了心理健康。

一、智残儿童常伴有的心理问题

（一）情绪问题

1. 抑郁情绪

由于智残儿童适应社会困难、学习能力低下，他们在学习和生活实践中必然会遇到很多挫折，特别是自尊心较强的轻度智力低下儿童和随班就读的智残学生。因为经常处于失败的处境中，久而久之就会产生抑郁情绪，常表现为敏感、合作性差、不安、闷闷不

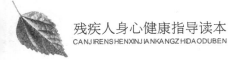
乐、自卑、有孤独感，还有些孩子会对外部世界产生厌倦情绪，对什么都不感兴趣，不想上学；有的则会影响饮食、睡眠，产生头疼、疲劳、乏力等生理异常表现。抑郁情绪在性格内向的智残女孩更中常见，智残儿童不善于、不愿意向他人诉说内心的想法与烦恼，也是产生抑郁情绪的原因之一。

2. 害怕情绪

正常的害怕情绪在个体成长过程中起着重要作用，能使个体避开可能存在的危险而保护自己。智残儿童与健全儿童一样，也有害怕情绪，但智残儿童对外界事物害怕的深度与广度要比健全儿童高得多。智残儿童往往对超自然的现象或者无法接触的动物表现得更为害怕，比如对蜜蜂、壁虎或是别人提到的鬼怪，都会产生强烈的惊恐及回避反应；重则产生恐惧情绪，严重影响他们的生活与社会功能。

3. 发脾气

发脾气是指个体需要得不到满足、自我受挫时出现又哭又闹的表现，这在健全儿童身上也会出现，但在智残儿童身上较常见。智残儿童由于身心发育迟缓，当自我愿望遭受限制时，常常会以发脾气的方式来发泄，不管时间、地点、场合是否合适，就大声哭闹、喊叫，坐在地上不起来，甚至出现打滚、自残等过火行为，常常无法被劝止，一定要自己的要求得到满足后才肯罢休。

4. 爱哭、易怒

智残儿童由于认知能力低下、需要发展水平低，又受到生物、心理、社会等因素的不利影响，他们情感的发展明显落后于健全儿童，情绪很容易受外界情境的支配。很多智残儿童往往为一点小事，甚至稍不如意就哭鼻子或生气。但他们的情感体验并不深刻，要求他们笑的话又马上能破涕为笑，笑的时候也没有相应的内心感受，情感体验肤浅。

（二）行为问题

主要是多动、注意力缺陷。智残儿童大脑发育迟滞，自控能力差，大部分孩子都有注意力缺陷，也有部分伴有多动行为，男孩较多见。主要表现为不能长时间地将注意力指向某一事物，特别是需要意志努力的注意；容易分心，注意力容易受外界的干扰，做事不能坚持始终，有的智残儿童甚至连 3～5 分钟不开小差也做不到。伴有多动行为者，则上课时在椅子上扭来扭去，手脚不停，不能静坐，喜欢多嘴，还常常会影响其他学生的课堂学习。

二、聋童常伴有的心理问题

聋童的心理、智力、言语三方面是相互联系、相互影响、共同发展的，某一方面的迟滞无疑会影响其他方面的健康发展。在影响聋童心理健康发展的诸因素中，听觉障碍无疑是主导因素，还有随之而来的语言交流障碍和其他有害因素。造成聋童心理—行为失调的因素是多方面的，其表现形式与程度也是多样的，而且正常与异常之间难以划出明确的界线。

聋童的心理—行为发展障碍主要表现在以下几个方面：

（一）情绪发展障碍

聋童情绪发展障碍的表现有：缄默、孤僻、胆怯、恐惧等。

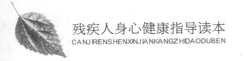
由于听力损失的影响，聋童对外界事物的认识和了解有着明显的缺陷，对语言的理解有着健全人想象不到的困难。一个平均听力损失 55dB 以上的聋童，在语言交流中会错过绝大部分的语言信息。大多数聋童的语言发育相当迟缓。与此相对的是，聋童的想象力非常丰富，观察力也极为敏锐。聋童往往借助"唇读"来捕捉语言信息，帮助理解语言，因此，视觉补偿在聋童的认知上起着至关重要的作用，他们惯于集中精力用眼睛来观察，所以常常表现为异常安静和缄默的状态。聋童由于听力和语言的障碍，在表达自己的需要和情感上有困难，他们常常会感到不被理解，不被周围环境所接纳。在对其他人或具体某件事的理解上，他们明显地不够敏感甚至有些困难，如果长时间没有被周围环境所理解，甚至受到指责，就会逐渐地出现情绪发展障碍的各种表现。

（二）心理需要障碍

聋童的心理需要障碍表现为：过分依赖、固执、任性等。

很多聋童对父母有很强的依赖心理，尤其是对母亲。当聋童已产生孤僻、胆怯等情绪障碍时，这种依赖心理就表现得更为明显，而一些母亲的负疚感也强化了这种依赖心理。聋童由于听力语言的障碍，更需要情感上的交流，一些聋童有较明显的固执、任性表现，可能与缺乏情感交流有关。

（三）冲动性的行为表现

聋童常常受到偶然动机和激动情绪的影响，表现出冲动性的行为特征，有冲动性的行为表现。很多聋儿家长对孩子有负疚感，过分保护，无原则地迁就孩子，往往强化了孩子的冲动行为。在缺乏父母关怀的家庭，聋孩子的这种冲动性的行为表现更为明显，可能是希望借此引起父母的注意。

（四）社会交往困难

听力语言障碍会妨碍社会交往，聋童往往难于结交同龄的健全儿童，也可能因耳聋被别的孩子欺侮。全天戴助听器的聋童可能会被认为能力低下，可能因此感觉自我形象低落，社交表现不成熟，更愿意待在家里自寻乐趣。他们会选择其他聋孩子作为玩伴，这样会使他们同健全儿童进一步疏远。这样的聋童容易产生自卑感，缺少自信心，情绪不稳定，容易发脾气。

（五）学习障碍

聋童所面临的最大问题就是教育问题，他们在学习上有健全人想象不到的困难。除了听力语言方面的障碍外，还有明显的注意力缺乏的表现，由于他们需要非常专注地聆听和观察，因此容易疲劳，常常会有精力不集中、注意力涣散的现象，对学习没有兴趣，甚至厌学。总之，聋童的教育工作是复杂而艰巨的。

三、盲童常伴有的心理问题

失明给盲童带来的直接后果是不能通过视觉形象感知世界，从而间接影响了他们心理和行为的发展，使得他们产生一些心理和行为上的问题。

（一）盲态

受失明影响，盲童的外表形象和言行方面经常有些异常表现，我们称之为盲态。

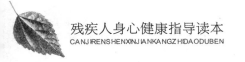

　　导致盲态的因素有许多。首先，失明使盲童看不到别人的姿态、动作，因而难以自然模仿。如果盲童周围的人不对其加以指导、纠正，盲童往往会只凭自己感觉舒适而让身体各部分的肌肉（特别是颈部、腰部）处于放松状态，起不到支持身体挺直的作用，长期如此，就容易形成低头、驼背、脊柱侧弯等畸形体态。

　　其次，盲童活动范围小，活动量小，也限制了其活动能力和体质的发展。许多家长怕盲童受伤害而不让他们走出家门，有的甚至在自己家里也不让他们自由活动，把他们限制在一个很小的空间里，身体长期得不到活动。这样就造成一些盲童动作不协调、体质很弱。有些全盲儿童，不但身体素质与同龄健全儿童相比有很大差距，连基本的坐、立、行走的姿势也差得厉害。

　　以上所述盲态，主要是由于盲童的生理发育方面没能得到正常发展，生长发育没有获得应有的条件。如果盲童早期的不良姿势能及时得到纠正，如果家人能尽量让孩子多活动，那么就可能在很大程度上避免盲态。

　　盲态还可能由心理因素引起。如果你见过盲童，可能会注意到，他们的手往往在不停地动，比如摆动手臂、抓弄头发、挖耳鼻孔等，有的还连续晃动身体、耸肩、原地绕圈转等等。盲童的这些动作在我们看来都是毫无意义的，为什么会出现呢？这其实是他们在寻求自我刺激，以弥补缺少视觉刺激所导致的心理上的空缺、不平衡。

　　心理学有一条规律，人在生活中必须经常感受到一些刺激，即必须经常看、听、触、嗅，否则无法正常生活。有一个很著名的

"感觉剥夺实验"，通过一些设备，使一个人非常舒服地躺着，但感觉不到任何刺激，结果人在这种状态下过了一段时间，就会出现情绪烦躁等不健康心理状态，时间长了就难以忍受。盲童虽然没有完全丧失各种感觉，但缺少了视觉这种最为主要的感觉，大大减少了信息和刺激来源。因此，盲童就会通过身体其他器官的运动产生一些感觉，来弥补视觉缺失造成的心理不平衡。

另外，因为害怕被碰到，盲童在行动中的一些保护动作也表现出盲态，如行走时脚高抬轻放、双手在身体前方摸索等，这些应结合定向行走训练给予适当改善。

（二）情绪问题

案例：随着女儿的一天天的长大，王妈妈却越来越感觉到委屈。因为从妈妈的角度看，自己对这个双目失明的女儿照顾得细心周到，生怕孩子受半点委屈。可是，女儿3岁了，却越来越磨人，爱发脾气，不让自己有片刻的安宁，让自己身心俱疲，痛苦万分。她搞不清楚女儿为什么会这样。

现在，我们就来了解一下盲童为什么会有如此的表现。由于失明，盲童内心世界中存在一些不容易被察觉的问题，情绪的不良反应就是很常见的一种。情绪问题有以下几个方面：

1. 缺乏安全感

因为失明，盲童对周围环境难以形成清晰的认识，不能确定周围有哪些事物，会出现什么人，会发生什么情况，因而害怕受到未知事物的伤害、攻击，会产生不安全感。有许多盲童到了陌生地方就会紧紧抓住亲人不放手，一旦亲人不在身边就会惊慌失措。即使

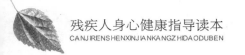

在熟悉的环境里，盲童也会经常产生恐惧、不安的情绪。盲童恐惧情绪的产生，和健全儿童害怕黑暗类似。我们知道，许多小孩子都不敢独自一人处在黑暗中；就是成年人，在黑暗中的感觉也不如有照明的时候踏实，黑暗对人似乎有一种无形的威胁。这种威胁是因为人们怀疑、害怕周围会突然发生预料不到的变化，而不是害怕黑暗本身。因此，虽然有的盲童眼前不是一团漆黑，而是有光感，甚至有一定的视力，他仍然会因为无法认清环境，无法把握环境中发生的变化而产生不安全感。安全感是人的一种很基本的需要，盲童的这种需要如果得不到满足，必然会对他们的生活有消极影响，给他们的心灵蒙上一层阴影。

2. 自我封闭的倾向

盲童独立活动能力差，本身就害怕接触新环境。如果家人因为害怕孩子出意外或怕丢人而一直把他们限制在范围很小的环境中，不但妨碍了其活动能力的发展，在心理上也更容易使盲童产生退缩、被动、胆怯等自我封闭的倾向。

有这样两个盲童，他们年龄相仿，都是全盲，进入盲校后却表现出很大差别。其中一位，入学后很长时间内不敢、不愿与别人交往，经常一个人独处；在不得不参加集体活动时，拘谨，呆板，缺乏主动性，总认为自己什么都做不好。另一位则完全相反，他对什么都表现出主动态度，具有强烈的好奇心，愿意接触新事物、陌生人，几乎和健全儿童一样活泼好动。为何生理条件相同的两个盲童会表现出如此大的差异呢？经了解，前者一直受家人过度保护，处于封闭状态；后者则未受很大约束，经常与健全孩子一起玩耍。由此可见，盲童的被动、胆怯等倾向不是天生的，而是在后天的封闭性生活中形成的。

3. "自尊"与自卑

盲童虽然眼睛失明，但心里对一些问题知道得很清楚，也很敏感，很在乎别人怎样对待他们，往往表现出一种过度的"自尊"。他们很忌讳别人对其生理缺陷的嘲笑、捉弄、歧视，如起侮辱性绰号，对他们围观、指指点点，摆出高高在上的姿态用怜悯的语气对他们说话等。当自尊心受到伤害时，盲童就会产生敌对情绪，甚至引发强烈、失去理智的攻击性报复行为。比如一个年龄比他小很多的孩子嘲笑他，他可能就不会考虑到孩子小不懂事，而是恼怒以至动手打人。

如果长期被人另眼看待，盲童会产生强烈的自卑情绪，认定自己各方面都无能。做事经常失败，也会导致自卑情绪的产生。比如，有的盲童入学后因为手指不灵活而长期不会用字板、字笔，就可能认为自己不行，丧失学习的信心。

盲童家庭中其他成员的态度对孩子的心理影响很大。如果盲童在家里受歧视，不但会导致他产生敌对、自卑的情绪，还会使他产生很强的内疚感，会觉得自己在家中没有一点用处，是家庭的包袱，对不起家人。在这种心理驱使下，有的盲孩子可能会以减少饮食、自我伤害等方式去弥补自己的"罪过"，以求得心理上的平衡。更有甚者还会有自杀的想法和行动。

4. 持久的心情郁闷、烦躁

失明剥夺了盲童许多生活乐趣，他们无法亲眼看见五彩缤纷的

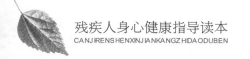

大千世界，认识外部世界的好奇心难以满足，不能像健全儿童那样跑、跳、玩耍、游戏。多数盲童只能在有限的空间里，简直像囚犯一样整日枯坐。长时间过着单调、沉闷的生活，情绪难得兴奋，情感体验也会消极、单一、肤浅。在条件好的家庭，有电视机、收录机等，还能给盲童增添一些变化的、有趣的感受。经常听电视、收录机的盲童，其精神状态明显好于不听的。

5. 脾气急躁、缺乏耐心

急躁情绪，也是在盲童身上经常表现出来的一个特点。有的盲童一旦自己的需要得不到满足，或做事不顺利，就会表现出焦躁不安，甚至大声哭喊。盲童的急躁情绪和那些因为娇生惯养而骄横、任性的健全儿童相比，是有差别的。盲童因为看不见，独立活动能力差，面对不可知的纷杂外界，心理上有种弱小、无奈的感觉，迫切渴望在别人帮助下满足某种需要；同时，也因为看不见，头脑中难以形成条理、秩序，觉得外部世界乱糟糟的，做起事来不知从何处入手。在上述心理影响下，盲童难以自如地处事、做事，也就难免会产生急躁情绪。家庭的溺爱，对盲童来说，可能导致急躁情绪表现得更强烈、更无所顾忌，但这不是盲童产生急躁情绪的直接原因。而健全儿童的任性、暴躁，几乎完全是由溺爱造成的。

（三）思想意识上的偏差

盲童在认识自己和他人或在评判某些问题时，也经常会发生偏差。

1. 自我中心与特惠要求

有些盲童的家庭，因为觉得孩子失明了，太可怜，于是尽量在生活中的各个方面给孩子以补偿，处处偏爱孩子，结果很容易使盲童形成事事以自我为中心的习惯，只考虑自己的要求是否得到满足而不为别人着想。其实，上面案例中的王妈妈遇到的就是此类问题。还比如，有些学生进入盲校时，在分座位、分床铺等问题上不愿听从老师的安排，只想自己怎样方便就怎样做。有的盲生，自己的东西不轻易给别人；别人的东西，自己想要，就认为应该得到。与同学发生冲突时，总以为自己对，自己受委屈了，别人应该让着自己。在对待自己与健全人、与社会的关系上，认为自己因为残疾而应享受某种特权，应受到特殊照顾。当这种要求得不到满足时，就表现出愤愤不平、想不开，甚至任意发作，有时还伴有歇斯底里的行为特征，给别人施加压力，以引起别人的关注。

当自我中心和特惠要求成为习惯后，盲童往往意识不到这种行为和心理的不合理性，而自以为很占情理，对一些与自己有关的事情缺乏客观认识。例如，有一名盲生，自身有很多缺点，其他同学大多不愿和他交往。老师在帮他分析自己的缺点时，他总是极力辩解，总认为自己没错，是别的同学对不起他。当老师很明确地指出他的一些不良行为时，他又说是为了报复别人对他的不好。谈起他的家庭，他也只是抱怨，而不考虑家里的一些难处。像这种思考问题的习惯，若任其发展，对孩子的个性发展乃至适应集体生活和社会，都是非常不利的。

2. 对他人的多疑与轻信

多疑，在年龄较大的盲生身上表现得比较明显。随着年龄增长，特别是离开家庭进入学校，对牵涉自身利益的人、事就要凭自

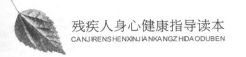

己的感觉分析并做出判断，以便采取相应措施保护自己的利益。视觉的缺失，使盲童无法获得全面的信息，因此在判断人、事时，免不了有猜测的成分。由于做事能力差、自我感觉弱小，盲童比健全儿童更担心自己受到伤害，因而在对别人的猜测中，就容易怀疑别人会对自己构成威胁。盲童活动少，静处思考问题的时间多，多思也容易产生怀疑。有的盲童即使对自己的亲人也会猜疑，认为他们对自己的关心、爱护是装出来的等等。

年龄小的盲童，因为思维能力尚不发达，对自身利益也没什么概念，不会去注意别人怎样，一般也就不去怀疑什么。

盲童虽然有多疑的倾向，而一旦信任某个人，又可能会转为极端信任，无论什么都听信这个人的。这种极端信任，很大程度上是依赖心理所致，因为盲童在很多时候不能独立认识事物或处理事情，只能听信他所信任的人。但是，如果盲童觉得这个人在哪件事上欺骗了他、伤害了他，又会变得对此人极端不信任。

3. 自我评价过低或过高

由于生理缺陷与健全儿童形成的鲜明对比，以及失明后无法独立做好许多事情，盲童一般都有自卑倾向，自我评价过低。盲童对自己的认识和评价受外界因素影响很大。如果周围的人认为他什么也不能做，他就会形成过低的自我评价，连一些有可能做好的事也觉得无能为力，不去努力尝试。有时候，盲童周围的人看到他在看不见的情况下能独立完成某些简单活动，如穿衣、吃饭、在家里自由走动，乐感、听觉记忆等方面表现突出，会过度夸奖他，也可能使盲童的自我评价过高。周围人的态度，只有被盲童意识到，才会

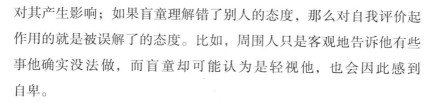

对其产生影响；如果盲童理解错了别人的态度，那么对自我评价起作用的就是被误解了的态度。比如，周围人只是客观地告诉他有些事他确实没法做，而盲童却可能认为是轻视他，也会因此感到自卑。

（四）社会适应能力差

盲童适应社会，需要一定的生活自理能力和社会交往能力；在这两个方面，许多盲童存在不足。

1. 依赖性

一些家庭对盲孩子过分爱护、照顾，怕他们吃苦，什么也不让他们做，这样就限制了他们生活自理能力的发展，压制了他们动手的愿望。衣来伸手、饭来张口的生活习惯，使盲童形成处处想依赖别人的心理。不仅是有困难的事，就是一些很容易、力所能及的事，也不愿亲自去做，总想让别人为他做。比如他想喝水，离他不远的桌子上就有一杯水，只要告诉他杯子的位置，他完全能顺利地拿到水杯，可他还是要别人把水递到他手里，甚至送到他嘴边。

依赖心理的存在，使盲童很难形成自立自强的观念，削弱了他们克服困难的勇气和学习的积极性，也容易使他们形成懦弱的性格。依赖性还会使盲童在认识事物、分析问题时缺乏独立思考的能力，别人说怎样就以为是怎样，轻信、盲从。

2. 人际交往能力欠缺

在大多数家庭，盲童无论是受歧视的，还是受溺爱的，往往被长期关在家里，很少接触外界。因此，多数盲童入学前生活的空间很小，接触的人很少，缺乏与人交往的经验。失明，也使他们看不

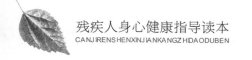
到社交的场面，难以自然地模仿、学习人际交往中的礼节、规律，特别是在体态、表情方面，容易不合乎人之常情。盲童入学后，面对那么多同学和老师，可能产生压力，言行上也会不知所措。

盲态的存在也是妨碍盲童社会交往的一个因素。盲态可能会引起某些健全人不舒服的感觉，有人甚至讨厌盲态的怪异，这些人会对盲态显著的孩子采取躲避的态度。这就会使盲童丧失一些交往的机会，同时对他的自尊自信也是个打击，降低他与健全人交往的愿望。

以上所述是存在于盲童群体的一些常见的心理和行为问题，但并非每一个盲童都会出现这些问题。在上面的分析中也提到，盲童的各种心理和行为问题，其产生原因是多方面的，并非仅仅由于失明这个生理因素。由于年龄、失明早晚、家庭环境的不同，盲童的心理和行为问题也存在明显差异。一般说来，先天失明、生长在封闭的环境里的孩子，问题程度就重一些，反之则轻一些。在分析盲童心理和行为问题时，对此要注意区分。

四、肢残儿童常伴有的心理问题

我们都知道，人在生活中必须经常感受到一些刺激，如看、听、触、嗅，否则就无法正常生活。肢体残疾的孩子由于肢体的残缺，在触觉的感受上远远少于常人，尤其是高位截瘫的孩子，面对毫无知觉的肢体，他们常常要忍受内心的煎熬。而先天残疾的肢残儿童，无法通过必要的感知觉来认识外部的世界，在某种程度上也阻碍了其智力的发展。对于一些双上肢残疾、双下肢残疾或高位截瘫的残疾儿童，他们应对每日吃、喝、拉、撒这些基本活动都很吃力，更不用说像其他孩子那样去做游戏了。活动的受限，大大影响了这类孩子的心理和行为的发展，由此衍生出一些常见的心理问题。

案例： 明明是一个在车祸中失去右腿的 8 岁男孩，面对突然的变故，他伤心、难过，常常看着右边空荡荡的裤管发呆。原来一些轻而易举就能做到的事情，现在做起来却是那么的艰难。这巨大的反差让他无法适应，更不愿意去接受。他的脾气开始变得越来越坏。明明的父母看到儿子的变化，急在心里，也痛在心里，迫切希望能帮助儿子从痛苦中走出来，可是面对儿子的大发脾气，常常束手无策。

在生活中，像明明这样的孩子并不少见，作为他们的父母，除了在生活上照顾好他们，更重要的则是要体察他们的情绪，培养他们独立生活的能力，多给予心理上的支持，让他们今后的人生之路走得更坚实。这类孩子普遍存在的问题有：

（一）情绪问题

1. 没有安全感

因为肢体的残缺，肢残儿童无法对周围环境形成完整的认识，不能及时、有效地躲避外界的危险。尤其是当危险突然来临时，没有办法及时躲避，常常造成多重伤害：一是心理上因目睹危险而感到恐惧；二是因不能躲避危险造成肢体的再次受伤；三是肢体的再度受伤反过来又加重了心理伤害。而健全人在危险发生时，往往能及时躲避，因此，并不一定会对内心造成伤害，甚至在及时躲避危

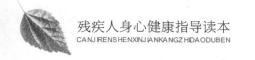
险后还会产生成就感。但是肢残儿童由于无法及时躲避危险，甚至只能被动地看着灾难降临，却无力阻止。这种痛苦，无疑会给肢残儿童的内心留下无法弥补的创伤。许多肢残儿童更因为肢体活动受限，即使在熟悉的环境里也会产生恐惧、不安的情绪。

2. 自我封闭

肢残儿童独立活动能力差，加上肢体的非常态现状，本身就害怕接触新环境。他们往往不能正视自己的生理残疾，总认为自己比健全儿童矮一截，遇事畏缩，缺乏竞争的勇气。如果家庭成员因害怕孩子受伤，或者为了避免周围人对孩子的异常关注，而为其划定狭窄的活动区域，就会大大限制其活动能力的发展，在心理上也更容易产生退缩、被动、胆怯等自我封闭的倾向。

3. 过度"自尊"

肢残儿童因为视力正常，能准确捕捉到周围人对自己的态度，尤其是在觉知自己与周围人在形态上的差异时，内心就会很敏感，甚至表现出一种过度的"自尊"。他们很忌讳别人对其生理缺陷的嘲笑、捉弄、歧视，害怕被围观、议论或是用怜悯的语气对他们说话等。当自尊心受到伤害时，他们会萌生敌意，有时，周围人的一个眼神都会引发他们强烈而失去理智的攻击性报复行为。

由于自身的活动受限，很多肢残儿童生活难以自理，当他们渐渐长大，看到周围同龄孩子在自由快乐地游戏时，就会感到自己是个没有用处的人，甚至是个多余的人，他们会形成强烈的自卑情绪。情绪常常波动，易陷入忧郁苦闷或悲观绝望，表现为性格孤傲，不善交际，不爱在公共场合出头露面等等。

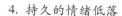

4. 持久的情绪低落

肢体的残疾，把很多孩子的童年囚禁在狭小的空间。他们虽然有眼睛能看，有耳朵能听，有嘴巴能说，但却无法像健全儿童那样快乐地游戏。躯体的伤残，让他们看到的更多的是别人异样的目光，听到的是家长的叹息和周围人的非议和怜悯，有苦不愿说，不愿意招来更多的鄙视和伤害。因此，他们经常情绪低落，心情郁闷、烦躁。

（二）行为问题

很多肢残儿童在处理某些事情时会显得很固执，对自己能力的考量要么过低，要么过高。

1. 冲动、自伤行为

肢残儿童的冲动、攻击行为，男孩多于女孩。常常表现为对人际活动产生偏见和误解，仅依据感性认识和事物表象做出推断。当周围有新事物出现时，不管与自己有无联系，都会表现出疑虑、反感等情绪，并通过面部表情、言语表情充分流露。由于行动受限，他们的冲动行为更多地表现为言语。他们常用哭喊、怒骂、摔撞东西或是击打自己没有感觉的肢体，用头撞击物体等来发泄情绪。

2. 退缩行为

由于肢残儿童的躯体特征以及行动受限，很多家长不愿意带这类儿童外出。尤其是一些后天残疾的儿童，更是不愿意与外界接触。即使是学龄儿童，也会对集体活动采取躲避的态度，常常一个人待在角落里。有些老师为了避免这类孩子受伤，也会拒绝这类孩子参加集体活动，这也加剧了孩子的退缩行为。

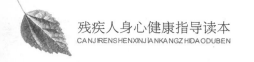
（三）人格问题

有些肢残儿童的家长，对孩子常常心怀歉疚或心生怨恨，因而在家庭教育中对孩子不是过于溺爱、保护就是过于冷漠、歧视，有的孩子甚至被家庭遗弃，加之社会上一些不法分子对肢残儿童的歧视和利用，使很多肢残儿童生活在自私、欺骗、冷漠、暴力、歧视、虐待、无助中，所以很多肢残儿童的性格会表现为自私、固执、幼稚、依赖、冷漠、违拗、自卑。

（四）社会适应能力差

肢残儿童要想融入社会，必须要有一定的生活自理能力和社会交往能力，但是这两点却是很多肢残儿童缺失的。

一些家庭对肢残孩子过分爱护、照顾，什么也不让他们做，限制了他们生活自理能力的发展，也使得这类孩子养成了衣来伸手、饭来张口的生活习惯，失去了培养生活自理能力的机会。这也使得这类孩子很难形成自立自强的观念，从小就依赖他人，离开他人的照顾便无法生存。

（五）反社会倾向

由于社会公共设施的不完善，肢残人出行困难重重，严重影响了正常学习和生活，加之肢残儿童的情绪易波动，主观性强，看问题就不免带有偏见甚至偏激的色彩，在这种情况下，要形成正确的人生观和社会观是很困难的。而一些肢残儿童猜忌心重、急躁易怒的个性特点，不利于他们与他人的交往。久而久之，人就变得狭隘、孤僻，思想麻木，意志淡漠，甚至有反社会倾向。他们不仅把自己弄得很苦，而且把亲人和朋友也弄得很苦。

　　了解了肢残儿童经常会产生的问题以后，家长就可以根据孩子的特点，在照顾孩子生活的同时，培养他独立生活的能力，重新树立起孩子的自信。要多带孩子外出，让他适应周围人的目光和各种不同的评价。培养他自学的能力，能重归校园更好，如果不能，也可以学习一技之长，使谋生不成问题。肢残儿童，尤其是后天致残的儿童，在通常情况下，智力水平和健全儿童是没有什么差异的，要让这类孩子看到自己的优势，自觉地去学习。家长也可以多找些身残志坚的榜样来激励孩子，比如斯蒂芬·霍金、海伦·凯勒、奥斯特洛夫斯基、贝多芬、张海迪、郑智化、桑兰等等名人的成功事迹，以此来促进孩子健康成长。

五、导致残疾青少年心理问题的主客观因素

　　1. 自身因素：由于感觉器官功能的缺陷或损伤，感觉神经功能障碍，造成视力、听力、言语、智力等残疾，同时可能产生心理问题。

　　2. 家庭因素：对于残疾儿童的降临，家长心理准备不足，可能会怨恨、烦恼。对残疾儿童的教育不知所措，要么感到做父母的对不起孩子，而百般溺爱；要么作为负担而放任不管，缺乏塑造培养的意识，这些都严重影响了残疾儿童的心理健康。

　　3. 社会因素：对残疾人的歧视，至今仍未能完全消除；残疾人教育滞后于普通教育，也影响了残疾儿童心理健康的发展；残疾人缺乏平等参与社会生活的条件和环境；社会上同类残疾人的不良思想和行为，对残疾儿童有着负面影响。

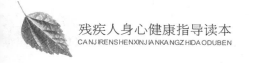
4. 学校因素：有些学校确立的教育目标没有从残疾儿童实际出发，把特殊教育等同于普通教育，加重了残疾儿童的学习负担，影响了学习的兴趣，增加了心理负担。

教师的教学方法不当，不能根据残疾儿童的生理心理特征采用适当的教学方法开展教学活动，也将影响残疾儿童的心理健康。另外，有些特教教师对残疾青少年知识教育、技能教育、人格教育的不重视，也会造成残疾青少年对自己健康成长的忽视。

六、残疾青少年应具有的健康心理特征

其实，每一个孩子不论残疾与否，通过恰当的教育都可以成为一个令自己、家庭和社会满意的人。心理健康的残疾青少年应具有以下特点：

1. 自知——自我意识观念明确。自我意识观念是指一个人对自己身心的知觉印象和评价，一个心理健康的残疾青少年，应该能正视自己的生理残疾，对自己的体能、健康状况和心理动机、兴趣、态度、情感、性格、品德和智力等方面有比较全面的了解，而且清楚地知道自己的优缺点。

2. 自尊——善与人友好相处。心理健康的残疾青少年，应尊重自己也尊重别人，不但爱与同类残疾人交往，也乐于同健全人交往，能与周围人保持良好的人际关系，对教师、长辈尊敬有礼貌.对比自己还困难的群体表现出同情、尊重和热心帮助。

3. 自强——有理想、有生活目标。心理健康的残疾儿童相信自己的存在对社会、对人民有价值，有意义，能从自己的实际出

发，确立远大理想，树立切实的生活目标。并发奋努力，把自己锻炼成为对社会有用的人。

第四节 各类残疾青少年的教育策略

作为残疾青少年的母亲或父亲，你必须要思考的问题就是：你希望自己的孩子成为什么样的人？是否希望他们拥有基本的生活自理能力，掌握基本的劳动技能，脱离他人的照顾独立地学习和生活？我相信，每一个残疾孩子的母亲或父亲都会希望孩子能远离身体残疾带来的困扰，快乐、幸福地生活。但是要怎样才能使孩子们成为这样的人呢？这就是需要我们共同探讨的话题。

一、智残青少年的家庭教育策略

（一）如何早期发现智力残疾

案例：佳佳两岁了，是个很安静的小女孩儿。爸爸妈妈每天工作都很忙，佳佳一直由保姆照看。女儿虽然长得不是很漂亮，但总是那么乖巧，夫妻二人也很满足。直到一次朋友间的小聚会上，见到很多年龄跟女儿差不多的孩子，夫妻俩才突然发现，小佳佳和其

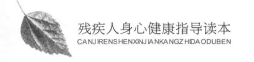

他孩子相比，简直是太安静了，而且动作言语都显得很笨拙。他们突然意识到问题的严重性。经过权威部门的鉴定，小佳佳是一个智残儿童。这一结论对这对年轻人来说，无疑是个沉重的打击。

每个小生命的降临，都会给一个家庭带来无限的欢乐和期许。家长也都希望自己的小宝宝是健康的。但是智残孩子并不像肢残孩子那样有明显的外部特征。尤其是当父母平时忙于工作，没有更多的时间和孩子在一起，没能及时发现自家的宝贝与其他同龄孩子的差异，一些智残孩子的异常安静还会被父母忽略，认为是孩子乖巧的表现，孩子的身心发展受到影响。那么，如何早期鉴别孩子是否发育正常？以下是专家们推荐的一些极易测试的指标。

一岁：孩子独自坐着的时候，后背需要有东西支撑；不能较为灵活地用手拿玩具；听不懂简单的问题，无法做出明确的回答，比如：问妈妈在哪里，孩子不会指出就在身边的家长是爸爸还是妈妈，也不会叫爸爸妈妈。

二岁：不会走路，不会用脚踢球，不会握笔或蜡笔涂鸦。不能指出嘴巴、鼻子、耳朵分别在什么地方，不能在镜子里认出自己。不会叫其他人的名字，不能说出简单的两个字组成的句子。

三岁：不会自己上台阶或楼梯，不会骑三轮童车，跑动时经常摔倒，单脚站立时身体不能保持平衡。听不懂简单的儿童故事，不知道自己的姓名和性别，不会简单押韵的语言。

四岁：不会握拳，大拇指不会上下弯曲，不能接住正在跳动的球。答非所问，不会说四五个字组成的句子。

五岁：不会翻跟头，不会用剪刀剪纸。没有时间观念，不懂什么是昨天、今天、明天。不知道自己的年龄，不会回答问题的重点，使用句子的语法结构很差。

当发现孩子有上述问题时，家长应当及时去相关部门做鉴定，如果确定孩子属于智残儿童，就要及时地采用科学有效的方法，开展有针对性的家庭教育。

（二）对智残儿童科学实施家庭教育

案例： 毛毛是个智残男孩儿。妈妈为了照顾这个孩子吃了不少苦。每当看到人家健全的孩子在眼前跑来跑去的时候，内心总会很酸楚。尤其是孩子今年五岁了，眼看到了上学的年龄，毛毛妈妈更是有说不出来的难过。常常一个人独自垂泪。不知道怎么办才好。她非常希望孩子能进学校，接受和健全孩子一样的教育。可是很多人都劝她让孩子到"育智学校"接受特殊教育，她就是接受不了。

在家庭里，智力残疾儿童本身或许感觉不到什么痛苦，痛苦最深重的莫过于这类孩子的父母和亲人。帮助这类孩子具备基本的生活自理能力，是每个家庭成员努力的方向。家长是孩子的直接监护人，也是教育的直接承担者。家长观念的转变是智力残疾儿童实施科学家庭教育的关键：

1. 要面对现实

当父母知道自己有个智残孩子时，内心是充满矛盾的。他们会出现自责、焦虑、抑郁、烦躁、怀疑等一系列情绪反应，很多人甚至会持续一年以上才慢慢接受事实。父母角色的特殊性，决定了父母在智残儿童的教育上所承担的任务是他人所不能取代的。作为家长，必须要尽早地从痛苦和悲伤中走出来，克服一切困难，以健康

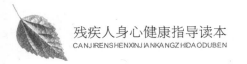
的心态对待自己的孩子。既不能悲观失望、自暴自弃，又不能溺爱迁就、百依百顺，更不能歧视嫌弃、任其发展。家长要树立信心，以乐观科学的态度正视现实，智残儿童的家庭教育是可以成功的。

在这里要注意的是，有的家长希望孩子进入普通学校，通过常规的教育手段，让孩子的智力得到发展。这种想法是可以理解的，但是，智残儿童应受特殊教育，硬让他们进入普通学校接受教育，对孩子来说其实并不是一件值得开心的事情，因为他们可能要面临种种尴尬和不便。让智残儿童进入普通学校接受教育，家长一定要反思：你的出发点到底是什么。

首先，很多智残儿童在普通学校得不到针对自身特点的特殊教育，这与他们父母的观念有莫大的关系。有些父母明知道自己孩子的智力有障碍，但还是期望孩子和健全孩子一样，以为上了普通的学校，一切就都会好起来。同时，害怕孩子一旦上了特殊学校，全世界都会知道孩子是不健全、有缺陷的，自己则是有缺陷作品的制造者。这种想法是可以理解的，但做法却是不值得提倡的。这不是在认真为子女打算，而是在为家长自己打算。

其次，普通学校教师自身业务特性不适合智残儿童。术业有专攻，老师不是保姆。在教学的过程中不会像父母那样周到，如果做父母的坚持让智残子女接受普通学校教育，结果恐怕会事与愿违，不但不能使子女得到良好的教育，还可能使孩子因不适应老师的教法等而受到更大的伤害。

第三，从学生个体出发，全面权衡智残儿童接受常规学校教育的利与弊，就会发现，这种硬性做法也会使智残儿童在常规校园学习生活中，因遭受过多的挫败而在内心造成各种不良影响。

像毛毛妈妈这种希望孩子能接受普通教育的想法是好的，但是一定要考虑孩子的自身状况。否则，智残儿童在常规校园生活中可能会不被其他孩子理解、遭受不公正对待，或是因为学业困难而心理受挫，另外，普通学校教学方法缺乏针对性，这对孩子未来的就业发展也是不利的。

2. 要爱孩子

对于智残儿童，父母要给予更多的关爱和家庭的温暖，尊重、亲近孩子，多给孩子平等参与家庭生活的机会和权力，比如：一起说话交流，参与家庭事务，做力所能及的家务劳动。每周带孩子到亲戚朋友家串门一次，带孩子外出购物或郊游，指导孩子独自招待来访的客人，鼓励孩子独立购买日常用品，买门票，问路等。另外，教师可以要求家长教孩子使用现代通讯工具与熟悉的人进行交往。如：将老师和同学的电话号码记在一个小本子上，因故不能上学时，可以自己打电话向老师请假；当同学生病时，打个电话问候一下；过节了，同学之间可以互相打电话祝福。和谐的家庭生活，适度地接触他人、接触社会，都有利于智残儿童的教育与成长。

3. 要方法得当

智残儿童由于各种原因形成的脑损伤及功能障碍，必须采取特殊的教育方法才能取得效果。

（1）教育要有针对性。比如，智残学生由于大脑受损，不同程度地存在各种各样的不良行为。但科学实践与研究证明，这些不良行为是可通过教育纠正的。关键是我们在对这些孩子实施教育的时

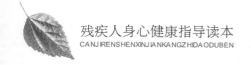

候，一定要结合每个孩子存在的主要问题，一段时期内抓住一个重点进行教育。如刚入学的孩子要进行规范作息时间、按时起床上学、生活自理的教育，帮助孩子形成有规律的生活习惯，指导孩子纠正不良习惯。

（2）教育要从实际出发。根据不同孩子的残疾程度和接受能力，采取不同的教育方法，给予适当指导，进行具体帮助。直观、形象、通俗易懂。如学儿歌、看图片、讲故事、做游戏等方式，寓教育于生动活泼的实践中，激发孩子的兴趣，让孩子体验成功的喜悦，明白道理，学会做事。孩子在完成某个任务过程中，往往会碰到一些具体的困难，特别是接受一个新任务、去做某件新工作的时候。这时，家长应从旁给予适当指导，并进行具体帮助，促成孩子独立完成任务。如穿开襟上衣，当孩子一只手伸进了衣袖，另一只手却怎么也穿不进去时，家长可以指导他怎样先从背后拎起另一只衣袖，再把手向后伸进袖中去；家长不仅要作口头指导，还要亲自帮孩子把衣袖从背后拎一下，让他的手穿进去。接着，可以让他再独自练习一下，以真正学会这个动作。

（3）多鼓励和强化训练。由于智残儿童感知觉迟钝、识记缓慢，注意力分散，思维想象混乱，在教育方面比健全儿童要花费更多时间、下更大的功夫，因此家长要有耐心、有毅力，严格要求孩子，持之以恒地进行强化训练；对孩子点滴的进步都要给予肯定、鼓励，甚至可以有一定的物质奖励，来帮助孩子树立信心，不断克服、矫正身心缺陷，促进身心发展，而不能简单粗暴、半途而废。

育智学校某些老师的做法就是可以提倡和效仿的。例如，学生陈某有咬手指的坏习惯。为了纠正这个毛病、一开始老师用说服的方法，告诉他这样不卫生，一旦发现他咬手指就提醒他，但效果不大，他依然我行我素。于是，这位老师就从棉纱手套上剪下四个手指套，一个个套在他的手指上。刚开始他又哭又闹，趁老师不注意把手指套一只只取下丢在地上，老师就捡起来又给他套上，他又把手指套丢在教室的垃圾桶里，老师捡起来洗干净再给他套上。这下，他知道老师的"厉害"了，一动也不动地看着手指套，眼泪流了下来。这时老师就耐心地跟他说，先把眼泪擦掉，老师不喜欢流泪的孩子，手是脏的，手上会有许多看不见的小虫子，虫子吃到肚子里（老师拍拍他的肚皮），肚子就要痛的，痛了以后就要吃药、打针，你怕不怕吃药打针？他点点头，明白了老师的意思。由于套了手指套，他上前两节课没咬手指，手指套也没扔。老师表扬了他，给了他五块饼干作为奖励；又上了两节课也没有咬手指，老师又给他两块水果糖。他很喜欢唱歌，流行歌曲唱得较好，老师就让他唱给全班同学听，唱给老师听，给他鼓掌，给他鼓励。通过多方面的正确诱导，经过一段时间的强制性训练，这位学生的坏习惯终于改掉了，老师也不再给他套手指套了。

（4）家长要成为孩子的榜样。智残儿童往往是通过模仿学习，才会懂得道理，因此家长要举止文明、与他人和睦相处，以良好的日常行为给孩子做出榜样，帮助孩子纠正错误。孩子对学习和生活的兴趣和积极性都不是自发产生的，而是在社会提供的种种条件下逐渐发展和形成的，所以，让孩子多接触周围环境，对孩子的教育是极为重要的。只有尽量让智残孩子多看、多听、多闻、多尝、多

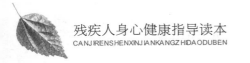
触摸、多动手、多走动，让他们与周围环境中的人和事物有更多交往与接触的机会，才能逐渐地丰富他们的认知能力，激发他们对学习和生活的兴趣和积极性。千万不能因为孩子智力有缺陷，就把孩子关在家中，认为不闯祸就行了。不给孩子添置智力发展需要的玩具、读物、生活用品，也不带他们外出去走走看看，这样对孩子的康复是极为不利的。更不要因为怕有失颜面，硬是把孩子外出参加活动的机会给剥夺掉。

总之，良好的家庭教育会促进智残儿童的自尊、自信、自立、自强，使他们逐渐成长，最终成为对家庭、社会、国家有用的人，愿更多的残疾人家庭美满、幸福！

二、视力残疾青少年的家庭教育策略

（一）提高家长的自身素质

案例： 雨欣今年 6 岁，两岁时患眼疾导致失明。雨欣的妈妈接受不了这个残酷的事实，离开了丈夫和孩子，只留下父女两个人相依为命。雨欣的爸爸每天忙着赚钱养家，又要照顾失明的女儿，甚是辛苦。有时，看到女儿不是撞翻了这个，就是弄倒了那个，也会生气发火，吓得小雨欣哇哇大哭，不知所措。女儿一哭，爸爸就会搂着女儿一起哭。他平时太忙，又不放心别人来照顾女儿，因此，他上班时就把女儿一个人锁在家里。小雨欣就这样一天天地长大了。看着女儿一天天长大，雨欣的爸爸既开心，又难过。开心的是，女儿到了上学的年龄；难过的是，女儿长大了，很多事情，我这个做父亲的该怎样教给孩子才好呢？

　　像雨欣爸爸这种情况，在现实生活中还是很多的。我们需要正视的现实是：不论是躯体健康的儿童还是躯体有残疾的儿童，他们的健康成长都离不开良好的家庭教育，而家庭教育的成败主要取决于家长本身的素质和教育方法，而家长的素质和教育方法，又和家长本身的受教育程度、经济状况等因素有着密切的联系。

　　1. 学习环境差

　　我们不能忽视的一种现象是：家中有残疾人的家庭，生活往往比较困难，而拮据的经济条件势必影响残疾儿童的教育。像雨欣爸爸这样既要做父亲，又要做母亲，而且还要忙工作，连照顾女儿的生活都成问题，哪里还有充裕的时间，系统地对孩子进行学前教育呢？而且就他自身来说，也有一些生活上和心理上的困惑亟待解决。何况，大多数的残疾人家庭，居住条件都比较差，房屋狭小。有的家庭子女多，家庭成员之间的关系也不够和谐。尤其是有的家长自身也有同类或其他的躯体残疾，导致家长在辅导盲童时，精力也相对较差。而且，由于家长自身也存在一些心理上的问题，衍生出来很多不良情绪，也会直接或间接地作用于其他家庭成员身上，所以，家庭内部的不和谐对于盲童心理的健康发展将会造成不良影响。

　　对于这样的家庭，需要有更多的社会力量来帮助他们，同时也需要家长在有限的空间里，利用零星的时间，多读一些或多借鉴一些类似家庭教育子女的方法，耐心地陪伴孩子成长。

　　2. 家长受教育的程度低，导致家长辅导子女的能力相对较差

　　有些残疾人家庭成员的受教育程度较低，使得他们只能更多地

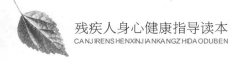

关注孩子的日常生活，只关注孩子的身体状态，即使他们期望孩子将来能有一个更好的生活状态，但在教育孩子的时候，也往往会因为自身的局限而无能为力。但是，即便如此，家长还是可以用自身能吃苦、耐力强的意志品质，让孩子在潜移默化中受到良好的熏陶。

3. 盲文需要专门教学，而家长往往无能为力

家里有个残疾孩子，家长无疑是最痛苦的。为了照顾这样的孩子，往往会牵涉很多时间和精力，尤其是盲童的家长。盲童未经专门教学就无法阅读盲文，而盲文对家长来说也是陌生事物，这就造成了盲童学习文化知识的相对滞后。

鉴于以上诸多因素，造成盲童家长对子女学习态度上"又督促、又辅导"比例明显低于普通家庭，而在"只督促、不辅导"和"不督促、不辅导"比例上明显高于普通家庭。造成上述情况的根本原因，除客观因素外，还在于家长对残疾子女往往缺乏正确的认识，他们对子女的期望值偏低，有的甚至没有期望，造成了家庭教育中的不良倾向。

4. 做个自信成功的学习型家长

家长教育方式的成功，往往可以带动孩子走向成功。盲童家长完全可以在照顾孩子生活的同时，不断地完善自己。努力学习，充实最新的对盲童施教的理念和技能，为了孩子，也为了自己的心理健康做出努力。

要想使残疾孩子心理健康，更好地适应社会，父母首先要做出表率。在家里，孩子耳濡目染的是父母的所作所为。如果你自己就

常常内疚、怨恨、无所作为，但还要一本正经地教孩子们不要这样，那你的说教是不会产生任何作用的。如果你自惭自卑，那么这种言行将促使孩子们产生同样的自卑心理。更重要的是，如果你把孩子看得比自己更重要，那么就不是在帮助他们，而是在教他们把别人看得比自己重要，在生活中过度谦让别人，自己则不思进取，这是多么滑稽的事啊！你的孩子不能靠你的说教来建立自信，他们必须通过你的言传身教才能建立自信。只有把自己视为最重要的人，而不是总为孩子牺牲自己，才能让孩子们建立起自信和自尊。如果你总是为孩子做出牺牲，那你便是在向孩子们宣传牺牲行为。什么是牺牲行为呢？就是认为别人高于自己，自惭形秽，以此寻求赞许。尽管为别人做出牺牲有时是值得称颂的，但如果总是通过牺牲自己来取悦于人，那就毫无意义，一味压抑自己的正当需求，不利于心理健康。

所以，只有当家长充分了解盲童的生理、心理等方面的特点，才能更好地对孩子实施引导和科学训练，这样将会给予盲童更多的正面信息，让盲童在掌握基本的生活自理能力之后，也有信心去丰富自己的知识，了解这个世界，进而拥有一技之长，为谋生，也为服务社会做出自己的努力。

（二）对视力残疾儿童加强早期干预与指导

盲童早期的生活环境，对其人格的构建有十分重大的影响，绝大多数盲童入学前都是在家庭里成长的，因此，父母和家庭成员对盲童的态度就显得尤为重要。

盲童失去占个体感知信息量80%的视觉感知优势，外界刺激匮乏。由于宣传和社会教育不够。许多父母不知道应该及时采取措施，也不知道该做些什么。在听觉还没有完全被赋予意义时，就外界因素来说，个体发展的需要并未得到充分的满足，盲童在外界刺激得不到满足时，极有可能在自己身体上寻求刺激，因此许多盲童慢慢地形成了自我刺激性行为，这种行为一旦成为习惯，将会影响个体对外界的积极探索，导致害怕并拒绝接受新事物，影响个体能力的形成和发展以及个体对社会、集体和他人正确态度的形成。

幼年的视力残疾儿童，常因看不到父母的微笑而不能回报以微笑，父母也会因此而失望，致使孩子缺乏儿童发展所必需的抱、亲、宠、逗等情感刺激，孩子容易陷入、抑郁、消沉、焦虑，让父母更为失望，如此的恶性循环，不良的亲子关系会对盲童性格的情绪特征方面有负面影响。有的父母则走向另一个极端，因为孩子的目盲而过分溺爱，造就了一些盲童依赖心重、自卑、焦虑、自私等不良人格；再加上一些不好的社会因素影响，或多次经受挫折之后，有的视力残疾儿童就表现为不能经受挫折，不能正确处理好有关事情，在情绪情感发展方面出现异常。

盲童如果早期教育不力，常因活动范围有限、活动少或家庭保护过度等因素，特别是一些家长害怕自己有残疾的孩子被别人欺负，限制盲童与外界接触的机会，在对外交往、接触同伴、接触社会等方面产生障碍。

另外，由于社会人群绝大多数是明眼人，社会环境中的各类设施都是按照视觉的标准构建的，盲童以无视觉的孱弱之躯来适应视觉社会，必然会踌躇不知所措、失去安全感，在许多情况下会感到无能为力而焦虑、自卑，缺乏自信和归属感。

盲童所生活的社会环境也会影响人格的构建。传统社会对目盲的迷信解释，对盲人的种种偏见，无知者对盲人的不公或不善乃至歧视的态度，还有社会环境中各种并未考虑到盲人需要的房屋建筑、公共设施、交通道路等。这些都会影响盲童人格的正常发展，导致他们缺乏自信心，缺乏伙伴作用而失去交往机会，参加社会活动不便，很难就业，经济上拖累家人。

既然早期生活环境对盲童人格影响很大，等到盲童入学以后才开始矫正就太晚了。盲童家长要有意识地改进盲童早期生活环境，对盲童要持有正确态度，使用正确的抚养方式，适时适量适当地提供各种刺激，帮助盲童及早学会控制身体和走路，训练盲童有效地利用其他感官，安排并鼓励盲童积极正确地与小朋友们交往，帮助盲童接触和了解社会。

国外无数实践经验证明，对盲童的早期干预越早、越得力，盲童的身体发展、智力发展、人格发展就越接近健全的同龄儿童。

（三）引导盲童正确认识目盲

目前我国试行的《全日制盲校课程计划》，比较注重帮助盲童认识自身残疾，在某些学科要求中作了明确的说明，要求学生正确对待视力残疾的影响（初中生物教材），具有实事求是的唯物主义科学态度（初中物理、化学、生物教材）；培养学生热爱生活、乐观开朗、不怕困难、积极向上的进取精神（小学思想品德教材）；培养学生自尊、自信、自强、自立、战胜伤残、立志成材的精神（初中思想政治教材）；结合残疾人的先进事迹进行思想教育，以增

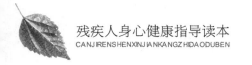

强学生的集体观念、组织观念和主人翁责任感，增强与伤残做斗争的信心和勇气（班团队活动）；培养热爱劳动人民、热爱社会的感情，增强社会责任感和社会交往能力（社会实践活动）。这说明我们在帮助盲童进行人格建构方面已迈出了可喜的一步，但在具体学科的教学，在具体操作细节等方面尚有待纵深发展。除上述内容外，也要帮助学生了解目盲的原因，目前视力的状况，如何克服目盲的不良影响，目前自己的优势，如何充分利用自己的优势，目盲了还可以做些什么等，这对构建盲童的人格也非常重要。因此，家长在伴随孩子成长的过程中，要把家庭教育和学校教育有机结合起来，在家校联合教育中更好地推进孩子的社会化进程。

（四）指导盲童学会与社会环境互动

盲童与社会环境的互动应该包括：一方面，盲童通过学习，使自己不断地适应周围的社会环境；另一方面，盲童可以通过各种社会活动如参观访问、社会服务、与普通学校联谊等，接触和了解社会，扩大与健全人之间的沟通和交流，亲身感受社会对残疾人的关怀，从而培养热爱劳动人民、热爱社会的感情，增强社会责任感和社会交往能力，这在另一方面也是让社会了解盲童、了解盲人。盲童通过不断参与社会生活，使社会意识到了盲童（盲人）的存在，不断地了解他们的需要，进而理解这一群体、关心这一群体、帮助这一群体，从而使"盲童成长的社会环境"得到改进，有利于帮助盲童构建健康的人格。

许多盲童一到放假就不想离开学校回家，主要原因是父母往往只顾工作，把盲童禁锢在家中，没有活动的自由。许多家长不愿意带盲童参与正常的社会活动，例如逛商场、游公园、访亲友等，殊不知盲童也如健全的儿童一样，渴望大自然的拥抱，渴望认识和了解五彩缤纷的世界，并用他们独特的方式，用心灵去感受周围的一切。家长们应当不怕麻烦，不怕艰辛，多花点时间，让盲童到大自然中走走，到社会上逛逛，增强生活阅历，开阔视野，提高认识，为将来参与社会生活打下坚实的基础。其实，在残疾儿童教育的过程中，家长除了当好"后勤部长"和长辈之外，还应该学会当一名顾问，一位交换意见的参加者，一位帮助发现矛盾而不是拿出现成结论的人。

父母是视力残疾儿童最亲近的人，也应该成为最了解孩子的人，希望父母在善待孩子的同时理解孩子，正确地教育孩子。父母积极参与盲童的教育，对于盲童的健康成长将起到无可替代的推动作用。

三、听力残疾青少年的家庭教育策略

（一）帮助聋儿回归社会要突出一个"早"字

案例：青青今年三岁，是个聋儿。青青的妈妈非常希望自己的孩子能学会读唇语，并且能用语言和其他人进行交流，可是又不知道该怎样做才能帮到自己的小宝贝。

青青的妈妈的想法是非常好的，也是可以理解的。其实，这涉及一个聋儿早期康复教育的问题。聋儿早期康复教育的对象是学龄前听力损伤儿童。从年龄范围来看，指的是 2~6 岁的儿童。这个年龄阶段的听力损伤儿童，正处于语言以及其他方面发展的关键

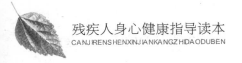

期，他们在这段时间内获得的发展，将成为后期成长的基础，决定他们终身发展的成功与否。对大部分听力损伤儿童来说，倘若错过了这段黄金时期，也就是语言与其他方面发展的关键期，再想学习从听觉途径感知和接受信息，学习用语言作为基本交际手段，几乎是不可能的。故而聋儿早期康复教育的突出特点是"早"。

从早期康复教育的可能性与有效性来看，我们认为，早期康复教育的主要对象应为有一定听力损伤但程度未达到全聋水平的学龄前儿童。聋儿的听力损伤程度不等，对已达到重度以上听力损伤水平的聋儿来说，即使进行听力语言训练，也不太可能再学会从听觉途径接受语言信息，用语言与他人进行交流。换言之，康复的可能性较小。因此，早期康复教育应当主要面向聋儿中听力损伤程度在重度（90分贝）以下的学龄前儿童，通过对他们进行特别干预和教育，帮助他们克服听觉障碍，力争掌握从听觉途径感知和接受外界信息的技能，掌握用语言进行交往的能力。上面的案例中，青青妈妈首先应该鉴定一下孩子的听力受损程度，然后再向专业人士寻求科学的指导，这样才是行之有效的。

（二）聋儿的早期康复需要专业人士的指导和参与

作为特殊教育事业的一个组成部分，聋儿早期康复教育具有临界学科的特点，属于社会多种力量共同参与的范畴。这项工作的开展，需要以下几类专业工作者的参与：

（1）教育工作者

聋儿早期康复教育以教育工作者为主要力量。教育工作者必须按照教育对象的实际需要，制定教育方案，组织教育教学，实施个别训练，给予强化辅导。在教育过程中，教育工作者要注意融特殊教育、幼儿教育和早期干预于一体，对聋儿听力语言的提高和全面发展起到促进作用。

（2）医学工作者

医学工作者在聋儿早期康复教育中也是一种重要的力量。医学工作者的参与主要表现在前期听力检测、中期助听设备与听力检查和后期听力评价方面。前期听力检测是指在聋儿接受早期康复教育之前要进行听力检测诊断，确定听力损伤程度，以便作出教育性安置。中期助听设备与听力检查的作用在于，通过检测，了解聋儿佩戴助听设备后听力的适应与提高状况，以配合教学。后期听力评价则是从听力学角度对聋儿听力情况作出评估，检验教育教学任务的完成状况与效果。

（三）聋儿的健康成长离不开家长的支持

在聋儿早期康复教育工作中，家长的作用是不可忽视的。聋儿的家长和家庭成员对聋儿成长具有直接、明显的影响。充分发挥家长的作用，是保证聋儿早期康复教育成功的重要因素之一。

家长对聋儿早期康复教育的作用主要反映在三个方面：

第一，为聋儿建立一个健康、温暖、良好的家庭教育环境。对聋儿也要像对健全儿童一样进行早期教育。家庭在施行早期教育时，要特别注意聋儿心理活动上的特点。孩子入学前，因失去听觉或无法用语言表达思想，只能凭眼睛的观察，片面理解他们周围的客观事物，难免会做出一些错误的判断，也很容易产生猜疑心理或急躁情绪。这时，最需要家长的耐心。家长有必要学习和创造一些

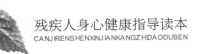

生活中经常使用的手势语，配合口形，结合较为简单的词、短句，同孩子进行语言交流。

家长对聋儿既不要持有负疚心理，百依百顺，迁就溺爱；也不能将其当做累赘和负担，冷淡、歧视。残疾儿童如果得不到家庭温暖，就很容易产生自卑感，甚至走上歧途。

聋儿一般来说模仿能力都很强。因此，家长应特别注意自己的举止、言行、表情和神态，要用自己无声的模范行为，给孩子以潜移默化的启示和影响。学龄前的听力残疾儿童，对事物的新鲜感和求知欲同健全儿童一样强烈，家长要因势利导，给他们多看些画报、图片，看一些适合儿童观看的电视、电影，带他们逛公园，参观展览会，丰富他们的视觉形象，以培养他们多方面的兴趣和正确的观念。在用手势和准确的口形与其交流的同时，也可以逐渐教他们数字概念，教会他们认识 1 至 100 乃至 1000 的数，还可以让他们到附近商店买些特定品种的商品，使其接触社会。家长还要善于让自己的残疾孩子和周围的健全儿童生活在一起，以帮助他们摆脱孤独、自卑的心理。

第二，配合教师的教学，给予聋儿及时的辅导和强化训练。聋儿是幼儿中的特殊群体，耳聋造成了言语发展障碍，因此，发展他们的口语表达能力是一项十分关键的任务。利用故事教学，可以使聋儿学到大量的新词汇和优美的语句，积累丰富的语言"养料"，有的故事还可供聋儿学习复述，培养他们语言的连贯性。此外，通过故事教学，还能增长知识，开发智力，提高审美能力，培养聋儿对文学作品的兴趣。聋儿的抽象思维能力较差，不容易接受抽象的道理，更容易接受有具体形象的事物。故事主题单一明确，使聋儿容易听懂，才能从中接受教育。有趣的故事情节能吸引他们的注意，集中精神倾听。鲜明突出的人物形象，又能使聋儿易于分辨出谁好谁坏，谁是谁非。生动浅显的语言，更便于聋儿理解、记忆和模仿。重复的词句易于复述，有助于发展连贯性语言，培养口语表达能力。聋儿的理解、接受能力与健全幼儿有所区别，选材时要注意他们之间的区别，不要把现成的故事生搬硬套，因为大部分的故事更适合健全儿童，按健全儿童的年龄阶段分类，并不完全适合聋儿。我们要根据聋儿的年龄、自身水平、区域特点进行选材，可以把原有的故事作一些改动，让聋儿容易理解并接受。故事是聋儿学习语言的材料，但故事中的新词、短语很多，聋儿不可能全部掌握，这就要有选择地教给他们。要他们掌握的词应该是紧扣故事中心的关键词，深浅适当，让他们能够理解、接受，而且在日常生活中能加以运用。

家长要帮助聋儿理解故事内容，加深印象，可以向学校的老师学习。学校的老师在教学时一般要使用直观教具，故事教学中经常使用图片、贴绒、桌面材料、木偶、幻灯等。家长也可以根据幼儿以无意注意为主的特点，不断地用新奇多变的素材去吸引孩子，努力使聋儿能集中注意力、有兴趣地听故事。在讲故事之前，先要创造良好的环境气氛。讲故事的时候，要注意环境整洁，不要在身旁放置多余的物品，以免分散聋儿的注意力。同时，要安排好座位，家长与聋儿尽可能坐得接近些，使聋儿能看清楚用来帮助理解故事的物品和家长的表情、动作。在讲故事的过程中，应该跟聋儿进行

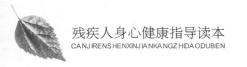

必要的感情交流，使聋儿得到家长的关注和情感支持，这样有助于提高他们学习的积极性。

另外，为了表达好故事的内容，家长在讲故事时，必须充满感情，努力把故事讲得生动、流畅，使聋儿随着故事情节的发展，与故事中的人物一起喜怒哀乐，犹如身临其境，受到感染。家长最好能利用体态语言、动作、手势加以夸张、强化。也要根据故事内容的需要，不断变换语气，例如，弱小的动物可用稚嫩的声音，凶狠的动物可用粗哑的声音等等。故事中，有些词句和人物心理无法通过图片或家长的体态语传达给聋儿，需要聋儿在下一步进行角色游戏，自己扮演故事中的人物，亲自感受故事中人物的心理，在游戏活动中理解并巩固对故事内容的学习。

总之，在聋儿的语言训练课程中，可以适当地运用讲故事这个手段，这对于发展聋儿的口语表达能力、语言的连贯性将起到重大的作用；对于激发聋儿说话的兴趣，促进其对语言的理解，引发聋儿学语言的冲动，也能起到积极作用；更能为聋儿早日回归社会打下坚实的基础。

第三，家长要为聋儿接受早期康复教育提供必要的物质条件，包括购置助听设备等。由于聋儿更多地依赖视觉体验来丰富对外部世界的认识，因此，聋儿家庭中众多的图片、玩具、实物都是必不可少的。这可能要耗费很多的金钱，无形中也给家长增加了很大的负担。另外，对于一些有微弱听力的孩子，家长最好还要为其购置助听设备，而质量上乘的助听设备也是价格不菲的。所以，聋儿家长的在教育和抚养聋儿这方面无疑要投入更多的金钱和时间，并倾注更多的心血。但是，为了孩子的健康成长，融入社会，这一切都是值得的。

参考文献：

1.《心理咨询师》（国家职业资格培训教程），郭念峰主编，民族出版社 2002 年 4 月第一版，第 132～152 页。

2.《自卑爆发力量》，栗国评著，军事谊文出版社 2005 年 1 月第一版，第 39～45 页。

第三章

残疾人的性心理与婚姻生活

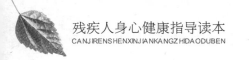

第一节　残疾人的性心理

一、什么是性心理

性心理是人类个体随着性生理发育和成熟而出现的一系列与性有关的心理现象，包括性想象、性兴趣、性兴奋、性情感和性意志等。女孩的青春期大约在 12 岁至 18 岁，男孩的青春期在 14 岁到 18 岁之间。18 ~ 22 岁为男孩、女孩的青春期后期。一个人的性心理从孩童时期就存在了，但发展变化最大的阶段是青春期到成人期间，可分为以下四个阶段。

1. 排斥期

伴随第二性征的隐隐出现，男孩女孩由原来的两小无猜，开始变得腼腆起来，不再毫无顾忌地在一起玩耍，并开始有意无意地躲避对方。此时的男生因为体毛的出现、阴茎和睾丸的增大而骄傲，好像一夜间就变成了男子汉。而女生会为身体的变化感到害羞，甚至自卑。这个阶段的男生、女生多愿意与同性交友，表现出对异性的排斥。

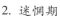

2. 迷惘期

青少年对异性的排斥，很快会随着性征的变化而发生转变。女生阴柔之美和男生的阳刚之气随着青春期的到来开始凸显。于是，对异性的好奇心有所增加，但此时由于自身性意识的迷惘，双方都羞于启齿，暗恋多于公开的交往。在这个阶段，男生女生都开始注意穿着和打扮，女孩希望自己更漂亮，男孩则努力使自己更"酷"。

3. 浪漫期

在青春期中后期，一些早熟的青少年已经开始追求心仪的异性同学，甚至有了初恋。但此时他们的性心理发展还不稳定，性意识还不成熟。确切地说，他们只是选择了一个情侣，而不是伴随终生的爱人。在这个阶段，男女情侣开始脱离集体，喜欢独处或二人约会，但由于恋爱观还没有成型，不少浪漫的爱情都不能结出健康的果实。

4. 成熟期

此时，有的青年还在学校深造，但大多数人已经开始走向不同的工作岗位。他们的人生观已经形成，能正确地对待性、恋爱和婚姻问题。责任感已有所增强，看事物比较客观、全面。

上述的四个阶段，残疾人也要依次经历，但由于残疾，个别人来得早些或迟些，而表现形式和程度与健全人相比也有很大差别。日常生活中残疾人的性问题，多数与残疾状况有关，但也有很大的比例是与传统认识及心理障碍有关。

社会上有很多人，其中包括一些残疾人的家属、亲朋好友，认为对残疾人来说，生存才是第一需要，性要求是可以忽略的。为此，很多人漠视了残疾人正常的性需求，也不关心他们的婚姻问

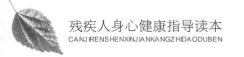
题。其实，这是一种错误的认识，常常会加重残疾人的心理自卑和性自弃，只有科学地认识残疾与性的关系，才能正确判断残疾人不同阶段的性心理，从而帮助他们正确处理和解决性、恋爱和婚姻问题。残疾人的监护人应当关注残疾人的性需求，对于处在青春期的残疾孩子，更要关心他们的生理变化，并给予必要的指导；对于青壮年残疾人，在有条件的情况下，要积极帮助他们组建自己的家庭，解决后顾之忧。

二、残疾人的性心理特点

人的性心理发展轨迹是由幼稚走向成熟，由多变走向稳定的。多数残疾人与健全人一样，也要经历性心理发展和成熟的过程，只是要比健全人曲折得多。那些先天残疾的孩子，性心理的成熟不一定滞后于性生理的发育，但由于家长和环境的影响，很多人的性心理不被尊重，甚至受到伤害。而后天残疾的人由于性别、年龄、婚姻状况和家庭条件的不同，也会出现种种不同的性心理表现。这种比健全人更加复杂，多变的性心理、性观念，如果处理得不好，势必会影响残疾人的身心健康。

1. 困惑大于性认知

少年儿童步入成年的过程中，青春期是第一大考验。因为接触的知识面窄，或得不到必要的指导，许多步入青春期的残疾孩子对自己第二性征的变化（女性乳房的发育，男性阴茎的增大以及男女阴毛的生成，都属于第二性征）的出现充满了迷惘。性，在残疾孩子的心里是个忌讳的字眼，他们不会向任何人倾诉。正是由于残疾人性心理成熟滞后于性生理的发育，导致他们不仅因身体残疾而苦恼，也因此对生理发育抱有疑惑。比如，有些女孩把扁平的乳房，男孩把较小的生殖器也当成自身的缺陷，加重了心理负担，影响了学习和生活。

成年残疾人的性困惑主要来自强烈的自卑和挫折感，他们担心由于自己的伤残而找不到真爱，不能组建家庭。事实上也确实有一部分残疾的人终身不能获得爱情。他们担心父母老去，自己失去依靠，同时也为自己的性需要而苦恼。他们中有些人有时会向亲人发无名火，其实这是困惑的性心理的表现，只是没有人真正理解罢了。

2. 恐惧导致性压抑

身体残疾的少男少女进入青春期后，往往会有比健全青年更多的烦恼。逆反心理让他们越来越不愿意与家长合作，个别人甚至会怨恨父母没有给他们一个健康的身体。在传统观念的影响下，残疾人对性也常常持否定态度，总觉得性是肮脏、下流、低贱的，为此，很多人对手淫、性梦和性幻想充满了恐惧。认为自己本身有缺陷，还想些乱七八糟的东西，是件丢人的事。这种自卑心理时常表现在日常生活中，极大地影响着残疾人，使他们压抑自己的性欲、担心自己的未来。对于家境不好的残疾学生来说，畏惧和焦虑的背后，更会出现自虐，这些都需要引起家长的注意。只有积极引导，才能使残疾青少年顺利度过青春期。对于成年的残疾人，性压抑是普遍存在的，可以通过恋爱和结婚加以缓解和释放。

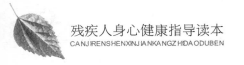

● **知识窗：** 从众效应

有一个成语叫做三人成虎，意思是说，有三个人谎报大街上有老虎，听者就信以为真了。人处在社会群体中，容易不加分析地接受大多数人所认同的观点或行为，这种心理倾向被称为从众效应。从众效应是指在群体活动中，当个人与多数人的意见和行为不一致时，个人往往倾向于放弃自己的意见和行为，表现出与群体中多数人相一致的意见和行为方式的现象。从众也就是我们俗话说的"随大流"。

促使一个人在合作中产生从众行为的因素有多种。由于从众效应表现为趋向学习"结论一致"，而不一定是学习"结论正确"；部分人容易向自信或比较优秀的人的观点、思维方法靠拢，而忽视自己的观点和思维方法的正确与否，结果可能是以虚假的多数做出错误的结论。可见，从众效应容易压制正确思想的形成，压制群体成员的独创精神；合作学习有时有弱化独立思考的趋势，个体在群体中容易丧失对自我的控制，失去个体感，人云亦云。我们需要的是具有积极意义的从众效应，我们反对的是消极、盲目的从众效应。

三、残疾人有性生活的权利

某市某小区的王大妈，为她30岁的全盲的儿子找了一位腿有残疾的媳妇，邻居都说王大妈，这事办得好。但也有人说，王大妈这是自找麻烦，伺候一个就够她忙活的了，又添一个，难道不怕累？

　　我国是发展中国家，人口基数大，残疾人比例相对较高。虽然政府已经重点关注残疾人的社会地位、医疗保健以及就业问题，但由于我国目前还不富裕，社会福利还不能救助全部的残疾人，在这种情况下，家庭才是残疾人真正的避风港。在很多的重症残疾人家庭里，父母或亲人承担着全部护理责任，为此许多人认为，先天性残疾人能做到生活自理、衣食无忧就很不错了，婚姻嫁娶是一种奢侈，是自寻烦恼。日常生活中确实有不少家长，面对残疾孩子的婚姻问题，想都不敢去想，至于性问题更是避而不谈。其实，这里有一个认识的误区，有的残疾人尽管生理方面受到限制，但在感情方面的要求丝毫不比健全人，他们比任何人都更需要关怀，需要爱，其中也包括性爱。

　　据报道，英国有一位母亲叫露西，她有一个患唐氏综合征（我国称先天愚型，是最常见的严重的出生缺陷类疾病之一）的儿子，叫奥托。早在 3 年前，奥托就央求母亲给他介绍女朋友。奥托心目中的理想女友是像某电视台主持人那般漂亮的女人。虽然露西四处托人给他找女朋友，但始终没有成功。尽管如此，露西也并不灰心。这个真实的故事，反映了一位母亲对残疾儿子的理解。虽然东西方有较大的文化差异和不同的性观念，但希望子女们幸福生活的心情，全世界的母亲都是一样的。案例中的王大妈给视力残疾儿子找个肢残的儿媳妇，两个人可以互助和互补，基本上能达到生活自理。如果再有个健康的子女，更可以解决后顾之忧，因此邻居都说好是有道理的。

　　然而，现实中的残疾人并非都像王大妈的儿子或者奥托那么幸运，能得到家人的理解和支持。他们或是因为疾病太重，或是家庭条件太差，永远不能结婚，建立家庭。但专家认为：残疾人要对自己有信心，即便如此也不要轻易放弃性的权利。通常我们说的性权利，包括性平等权、性表达权、性缓压权、性隐私权、性教育权等。残疾人不能结婚，但可以通过书报、电脑网络表达自己对性的认识；通过与他人的聊天来交流对性的疑虑；通过电话向大夫咨询性困惑；还可以通过代用品来缓解性的压力。总之，残疾人要渡过性的困难期，就要调整自己的心态，要善于利用可行的方式来排解烦恼。生活中许多残疾人做不到这一点，其根本原因不在于婚配率的高低，而是在于不敢表露自己的性意向。下面是两位残疾人网友在自己的交流平台上的聊天记录，我们摘录下来，残疾人朋友也许会有启发，可以学习这两位网友，大胆地去寻找释放性焦虑的途径。

案例分析：

网友甲："俺是腰 2 完全骨折，本人没老婆，从出事到现在一年半，对'站起来'已经没信心了，但朋友总问我那里还行不？要我坚持刺激自己。现在我可以勃起，只是时间就一分多钟，硬度还行，不知今后还能不能更好些？"

网友乙："我先天脊髓有毛病，不能走路，现在也担心性功能有问题，我想吃药治疗一下，不知道上哪种医院。"

网友甲："听说去残疾人康复中心的医院就行。"

网友乙："跟谁说呢？不好意思说呀。"

网友甲："我以前就这样，后来发现反正谈不谈都是要面对，索性就直接面对它了。你可以跟你最好的朋友谈谈，请他帮助你。"

这两个同病相怜的人，对自己的性能力仍然充满了期待，然而，许多家长却忽视了残疾人的性权利。为此，专家再一次提醒残疾人的亲属和医务人员，要关心和关注残疾人的性问题。由于残疾人的心理疾病表现和原因多种多样，受到损害的程度也相差很大，因此，只有从生理上、心理上给予全面指导，才能帮助他们排解性生活的烦恼，消除婚姻生活的障碍。当然，残疾人在面对自己的伤残躯体时，也要勇于开发自己尚存的性潜能，这是健康的性心理表现，也是战胜疾病的动力，不必羞于启齿。

第二节　残疾人的性生活

一、不要忽视残疾人的性能力

世界著名医学专家安德森和库尔曾经提出生理残疾者性问题的处理准则：

（1）小便失禁并不意味着性器官的无能；

（2）缺乏知觉并不意味着缺乏感受；

（3）生理上的畸形并不意味着性欲缺乏；

（4）无能力性交不意味着无能力得到性享受，性生活还包括性交以外的种种形式；

（5）失去生殖器并不意味着失去性生活，身体还有其他一些部位可以提供愉快的性体验。

现代性医学权威玛斯特和约翰逊两位博士曾经对一个女受试者进行这方面的观察，她参加了玛斯特和约翰逊实验室对正常性反应的客观研究，三年后因车祸造成脊髓损伤而截瘫。3个月后，对她的性反应进行再次研究发现：在她受伤以前，性快感和性兴奋很少因刺激乳房而被激发起来，但在截瘫后，尽管她的骨盆一带已经毫无感觉，乳房对刺激的敏感性却渐渐增加了。在脊髓损伤6个月以后，就能通过对乳房的刺激激起性高潮，身体也表现出性高潮出现时的种种变化。这个例子说明，无论医务人员还是残疾人自己，都不要对残疾人的性能力和性生活完全失望。但也不要盲目乐观，以为性行为和婚姻生活一点都不受伤残的影响。残疾人只要采取一些积极措施，便可以获得有质量的性生活，并不断地有所改善。在这方面，信心十分重要，家长、医生和残疾人自己都应为此付出努力，使残疾人的性生活问题得到合理而实际的解决。

二、残疾人的性欲和性满足

人的性欲不在于你想不想，而是到了一定年龄，自然就会有的，残疾人也不例外。残疾青年小陈，在网上认识了一位坐轮椅的残疾女孩，不久他们就相识相爱了。但当他提出要与女孩结婚时，却遭到了父母和同学的极力反对。父母担心儿子要吃一辈子苦，而且还不能给陈家留下后代。也有同学说这样的残疾人连性欲都不能有，图个啥呢？

　　鲁迅先生说："为了继续生命起见，又有一种本能，便是性欲。因性欲才有性交才产生苗裔，继续了生命。"关于残疾人是否有性欲，是否能过性生活，是否能生孩子的一事，不少人有错误认识。特别是那些脑部残疾和全身瘫痪的人，很多人认为他们一定没有性欲。即使部分人有性欲，也不能完成性生活，不能得到性满足。然而，事实并非如此。我国著名性医学教授马晓年的一项调查表明，中风存活者尽管躯体活动能力未能完全恢复，但其中73％的女性和88％的男性仍有性欲，并且有46％的男性仍能勃起。一名终身与轮椅为伴的女性曾在网上主持过残疾人性健康论坛，以下摘录了她记录的几个故事，说明性欲的满足对残疾人来说也是一件重要的大事：

　　案例一：某男孩，患有进行性肌无力，于一年前去世。这个男孩生前和我聊天时，从不讳言对女人、对性爱的渴望，可他从来不敢和家长谈。在他去世的前几天，男孩告诉我，他的愿望实现了，虽然他没说是怎样的经历，但他说不遗憾了，那年，他24岁。

　　案例二：某女孩高位截瘫，常自慰。起初我也困惑，她那样的情况怎么会有强烈的性欲望，后来她说，这完全出于心理需要。女孩一直独身，又不接受一夜情，以这种方式她一个人也可以很快乐。

　　案例三：我自己也有过性经历。唯有四姑知道我有过男人。当时她先问了句：你可以吗？我点点头。然后她说，总算做了回女

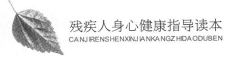

人。其实性的意义不仅如此，残疾人的身体多少会有些萎缩变形，绝对谈不上美丽诱人，在别人面前裸露要有一定勇气，对方没有嫌弃我，所以我接受了他的爱。尽管我们没有结婚，但我的自信心提升了。

日常说的性满足，应包括精神满足和肉体满足两个方面。对于有伴侣的残疾人，如果行房时有困难，爱人可以提供帮助。性生活除了生殖器官接触外，互相爱抚、触摸、拥抱和接吻也能达到感情交流的目的。性吸引和性刺激的方式很多，夫妻通过语言或抚摩，完全能使双方达到性满足。据了解，之前案例中的残疾青年小陈与他心仪的女孩最终得偿所愿，结婚 3 年多了，生活得很幸福。父母也不再质疑他们之间的真诚爱情，同学们也不怀疑他们会不会有幸福的夫妻生活，因为，在困难面前，残疾人有时表现得比健全人更坚强，何况他们是一对儿呢！

下面的例子从另一个角度说明：和谐的性生活对残疾人来说是一件非常重要的事。

案例四： 2007 年，沈阳某男科医院接待了一位男士，28 岁。据陪同他来的老姨介绍，该男子小时患过脑疾，有后遗症，前年经人介绍娶一个农村媳妇，但每次同房都不成功，一年后媳妇走了，这次就医是想咨询他是不是有男科病，今后到底能不能再结婚了。大夫检查后认为：该男士有轻度阳痿，但不会总不行，可能另有原因。经了解发现，该男士有性心理障碍。他害怕老婆，从认识媳妇那天起就不敢与她亲近。于是大夫建议其亲属帮他找一位老实、和善体贴的女人做媳妇。这样的媳妇，不歧视他，并且能在性生活时给予他帮助。后来，这位男士找到了真爱，当他带着怀孕的媳妇去瞧这位男科大夫时，周围的医务人员都为他高兴。

　　需要指出的是，我国目前针对残疾人的性健康教育比较薄弱，这对于文化水平不高、家庭不富裕的残疾人来说很不利，如果家长或亲属一再忽视他们的婚姻问题，许多人会感到没有出路，加倍苦恼。为此，建议残疾人学会使用电脑，在残疾人自己开辟的论坛中"抱团取暖"，寻找谈得来的朋友或者另一半，以丰富自己的生活。

● **知识窗：夫妻之爱**

　　人生最大的快乐，最深的满足，最强烈的进取心，都来自于充满爱的家庭，而使一个家庭充满爱的先决条件，就是夫妻彼此相爱。夫妻之爱是需要经营的，多一些理解，多一些包容，多一些体贴，多一些沟通，才能幸福相伴一生。夫妻间的交流几乎每天都要进行，要注意说话的艺术，坦诚、热情地谈话，遇事共同商量，最好不要指责，要多赞扬，多建议，把埋怨变成希望。夫妻之间贵在互相欣赏，互相谅解，互相关爱。让对方感到，你的世界不能没有他（她），你的生命因他（她）而精彩，只要用心去欣赏，用真情去付出，爱情之树就会常青。夫妻之间要有适度的甜言蜜语，再加些逗笑的佐料，不失时机地夸对方一番，就比较容易相处了。

　　夫妻，因为爱而走到一起生活，在一个屋檐下。从毫无关系，发展出一种人际关系中最值得赞赏的爱的关系，建立了这种关系的两个人，难道还不应该彼此珍惜吗？所以夫妻要真心实意相伴。

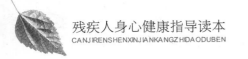
　　"十年修得同船渡，百年修得共枕眠"，要珍惜眼前人。美好的性爱关系有助于提升婚姻的满足感，让夫妻双方心态更年轻，身心状态更健康。夫妻生活在一起，不会每天都是风和日丽的，也会有磕磕碰碰，幽默能化尴尬为融洽，能使痛苦变快乐。夫妻之间应当彼此坦诚，接受对方，你属于我，我属于你，彼此分享快乐，这是每一对夫妻所追求的理想境界，也是夫妻关系的最高境界。朋友们，为了爱，请你们把最美好的一面呈现在自己心爱的人面前，把自己最美好、最温柔、最体贴、最浪漫、最善良、最光彩的一面呈现给对方。因为他（她）是与你相伴一生的知心爱人，要把在一起的每一天都过得阳光明媚！

三、夫妻配合是残疾人性和谐的保证

　　残疾人由于身体原因，在性生活上也有诸多不便。有视力残疾的人嫁给了听力残疾的人，还有肢体残疾的人娶了智力残疾的媳妇等。残疾人夫妻之间更应该互相理解，积极交流，让性生活在给自己带来性满足的同时，也给家庭带来温馨和幸福。怎样才能做到这一点呢？

　　1. 有条件的情况下，双方都要学点性的基本知识。在性生活不和谐时，不要互相埋怨，更不能泄气，要找出不和谐的原因，互相帮助。要克服这一点，首先要打破世俗观念的束缚，那就是：不只男人才有性的需要，女性也有享受性生活的权利。

　　2. 不要认为夫妻性生活只是性交，牵手、爱抚、拥吻都可以示爱。残疾人要善于利用一切方式，表达对伴侣的爱，加深夫妻的感情。感情融洽后，如果一方遇到性的障碍，另一方可以主动帮助克服。比如：丈夫身体伤残不能性交，妻子可以通过爱抚或手淫的方式，帮助丈夫得到一定的性满足。

3. 如果夫妻性生活确实有障碍，也不要气馁，双方要珍惜夫妻感情，克服心理压力。要敢于主动咨询，主动看大夫。性生活方面的疾病，现在有很多方法可以医治。比如男性阳痿，就有心理疗法和药物疗法两种。例如"伟哥"这种药，治疗阳痿就十分有效，只是价格贵了一些，但国内也有一些价格相对便宜的药。

4. 残疾人夫妇日常要注意生理卫生，长期卧床的残疾人，要由另一方帮助其清洗下身。包茎和包皮过长的男性也要经常清洗，保持清洁。

总之，残疾人的性生活和健全人一样，从本质上讲没有区别。区别只是残疾人需要比健全人更有毅力地面临所遇到的挫折和困难。只有正视现实，正确处理爱情与性生活的关系，不断地调整自己，才能树立自信心，使生活更美满幸福。

● 知识窗：

性是人类的本能，从普通人到伟人都离不开性。回避性的问题，不是高尚，而是愚蠢。"性生活可以治病"并不是什么天方夜谭。美好的性生活对很多病症都有意想不到的缓解和抑制作用。

奇效一：有利于消除失眠。所有人都希望有个深沉甜美的睡眠，但是各种各样原因而导致的失眠，经常困扰着大家。特别是女

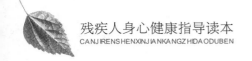
性更容易失眠。而当经过一次和谐的性生活之后，紧张激动的身体开始放松，肌肉也在满足之后的疲倦中得以舒展，睡意自然而然地袭来，因此性生活有助于消除失眠症。而且性生活越是美满，事后也越容易入睡。

奇效二：减轻经期前的综合征。女性在月经前的 5～7 天内，流入骨盆的血液增加，有可能引起肿胀和痉挛，从而导致腹胀或腹痛。而性生活中的肌肉收缩运动，能促使血液加速流出骨盆区，进入血液总循环，从而减轻骨盆压力，减轻腹部不适。

奇效三：精液有助于女性阴道的消毒。实验证明：精液中有一种抗菌物质——精液胞浆素，它能杀灭葡萄球菌、链球菌、肺炎球菌等致病菌，可以帮助女性阴道免遭微生物的侵袭。长期没有性生活的女性更容易患阴道炎、子宫内膜炎、输卵管炎等病症。

奇效四：有助于头脑年轻化。日本的医学研究表明："用进废退"的性萎缩，也会出现在缺乏性生活的人身上。适当的性生活有助于防止大脑老化，促进新陈代谢，提高记忆力。

奇效五：有效减少心脏病和心肌梗死的发生。性生活可以让骨盆、四肢、关节、肌肉、脊柱得到更多运动，促进血液循环，增强心脏功能和肺活量。拥有和谐性生活的人发生心脏病的几率比性生活不和谐的人至少低 10%。

奇效六：减轻或缓解疼痛。性爱竟然有类似阿司匹林的功效，听起来有点神乎其神。不过这已经过大量医疗机构的反馈证实。性生活能刺激大脑中枢神经系统，分泌出一种叫胺多酚的化学物质，对减弱疼痛相当有效。性爱能缓解许多类型的疼痛。

奇效七：减少皮肤病的发生。皮肤血液循环不良，会导致粉刺、暗斑等皮肤病。而适度的性爱会加速血液循环，均衡新陈代谢，让皮肤光洁细嫩，并起到防治皮肤病的作用。

奇效八：提高免疫系统的抗病能力。现代文明生活，反而让人们的免疫系统比以往更加脆弱。感冒、高血压、各种溃疡经常是躲也躲不过。性生活可以促使肾上腺素均衡分泌，肌肉先收缩，再放松，从而形成良性循环，使免疫系统能保持在较好的状态。

奇效九：促进女性生殖健康。雌激素能够使女性血液循环系统的结构和功能保持良好，性生活有规律的女性，雌激素水平比偶尔做爱的女性要高得多。从而使卵巢的生理功能加强，月经正常，还可推迟更年期，而且每一次性爱都会使阴部分泌物增加，防止阴道黏膜干燥。

奇效十：减缓衰老。女性在三十五岁左右，骨骼开始疏松，性爱可以调节胆固醇，保持骨骼的密度，减缓骨质疏松。使整个人看上去步态轻盈，身体的灵活性也强。

奇效十一：让男性更强壮健康。适度的性生活，可使男性的睾酮分泌量增多，使男性的肌肉更发达，体重增加，提高骨髓造血功能，而且还能减少体内脂肪的积存。

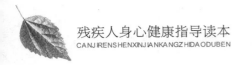
第三节　残疾人的性功能障碍

　　一项统计表明，多数残疾人的性生活方式与健全人是没有区别的，但由于身体残疾，少数残疾人的性能力会受到限制。其中，神经疾患和肢体残疾是导致残疾人性能力缺失的主要原因。此外，性功能障碍也是影响残疾人性生活质量的一个原因。

一、性功能障碍及原因

　　性功能，是指成年男女完成正常性生活的能力。如果两个人经过努力不能成功实现性交合，就可以说出现了性功能障碍。性功能障碍包括男女性欲低下，男性的阳痿、早泄等等。性功能障碍可能是暂时的，也可能是永久的。

　　通常造成性功能障碍的原因有两个：一是器质性病变，也就是说，由于身体的某些部位有病，致使性能力减退，不能正常过夫妻生活，或者性兴趣缺失，不能满意地性交等。二是心理因素，主要指错误观念、心理障碍等影响正常性生活。比如，男方惧怕对方，或怕别人看到，或怕自己不行等心理因素导致阳痿，使性生活失败

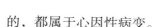

的，都属于心因性病变。

　　性欲是指发起性欲望和性活动的一种驱动力，来源于人的性激素，受大脑指挥。性欲可以由肉体刺激引起，也可以通过视觉、听觉、嗅觉等感觉刺激引起。残疾人因患有不同的疾病，在性欲感知上通常弱于健全人，这是造成性欲不高的一个原因。此外，如果残疾人患有下丘脑性、垂体性机能障碍或男性睾丸自身有问题，也可能造成性腺功能低下，导致器质性性欲低下或完全无性欲。然而残疾人并非都有这些病症，有的残疾人靠着某一方面的特长，对性欲的激发还是很敏感的。临床上性欲低下的女性要多于男性。导致性欲低下的主要原因是错误观念、心理障碍和婚姻冲突等。由于女性的性反应能力是时常变化的，在良好的环境和爱人的爱抚下，或在接受正确指导后，很多性欲低下的女性的性欲都会得到恢复。

　　男性残疾人常患的功能性障碍是阴茎不举、举而不坚以及早泄等。临床上残疾人患病的比例要比健全人高一倍以上，这是因为除了受疾病影响外，还有巨大的精神压力在左右着他们的恋爱和婚姻生活。由于残疾人与他人交流难，找伴侣难，因此性欲时常受到压抑，长期的禁欲也是导致功能性障碍的重要原因。

二、残疾人性功能障碍的调适和治疗

（一）心理调适

　　对患有心因性性障碍的人，可以用性心理方法进行治疗。目前，性心理治疗的主要方法是：

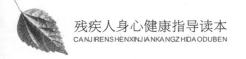
1. 性教育

性教育不是我们通常认为的性生理、性知识教育。它是性心理教育的核心内容，十分复杂，只有专业医生才能掌握。医生有针对性地对残疾人开展性教育，有助于解除或减少残疾人的性紧张情绪，帮他们克服自卑心理，提高成功率。因为多数残疾人面临的性问题不是生理限制，而是心理障碍。男性残疾人的视力、听力不正常，肢体不协调或者精神不集中，都会导致性行为不能正常进行，从而产生性忧虑，时间长了会惧怕性生活，导致阳痿。通过性教育进行性心理调适，能够很好地解决性生活中紧张的问题，从而恢复性生活的能力。

2. 性生活指导

性生活指导，是指在临床或残疾人家里，通过观察，帮助患者找出最佳的性行为方式，从而克服性障碍。下面就是男科医生一次成功的性生活指导:.

一位因脊髓灰质炎而致残的 24 岁男性截瘫患者，由于勃起困难而不能性交。医生一开始认为该患者阳痿是脊髓灰质炎对神经系统的影响所致。但是，经过 8 小时短期性治疗，医生发现，该男性通过口淫，可以勃起和射精。这就说明他克服了疑虑和担忧，并且对自己的性功能有了信心，在之后的日子里，该男子都能成功地完成性交，并感到这是对他受伤身体的一种必要补偿，

3. 夫妻相互适应

夫妻间的互相配合，是克服性障碍最有效的方法之一，被广泛应用。要完成性生活，除了夫妻间要有浓厚的感情基础外，还要参

加一些特殊训练。残疾人要正确认识到夫妻过好性生活的意义，同时也要掌握一些技巧，比如，肢体残疾人活动不便，就要互相帮助，以求得最佳效果。千万不能发牢骚，要克制不满情绪，相互体谅。但残疾人也要从实际出发，不要把性生活目标定得过高。

4. 自慰缓解压力

美国的一项调查表明，健康的成年男子有 93% 的人有过自慰，女性则有 75%。这就说明自慰是一种健康、常见的性行为。传统观念中自慰一直被认为是有害的，直到上世纪初，现代医学才为其洗刷了罪名。美国著名性医学权威马斯特斯和约翰逊夫妇通过严谨的人体实验证实，自慰与标准的性交对身体的影响是完全一致的。对于残疾人来说，在没有伴侣的情况下，通过自慰解决性冲动，应视为一种正常的性行为，对身体和精神都是无害的，不要因此增加心理负担。但现实生活中确实有许多残疾人为自慰而苦恼。他们怕自慰对健康造成伤害，使本来有伤病的身体雪上加霜。同时也深感羞愧、自卑和空虚，时常有一种罪恶感，27 岁的董炀就是一个例子。因工伤造成右腿和右手切除的董炀，出院后一直在家休养，令他苦恼的是自己染上了自慰的习惯。一天，当医生的叔叔来家看他，他向叔叔求助，叔叔说：自慰只不过是一种自助的性行为，只要次数不太勤，不用危险的辅助品，都不会有害的。小董这才解开了心结。

（二）辅助治疗

1. 药物治疗

性功能障碍是人的一种常见病和多发病。一项调查表明，45

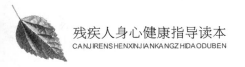
岁至 55 岁的男子，37% 出现过阳痿现象，23% 的人经常阳痿。对于残疾人来说，出现性功能障碍的比例要高于健全人一倍多。现代科技已成功研究出治疗男女性障碍的药物，比如治疗男性阳痿的伟哥、希力达，治疗早泄的可提玛等。现在这些药在药店里都可以买到，只是贵了点。如果确实需要，残疾人可以在大夫的指导下买一些国内的价格合适的产品。

2. 器械治疗

近些年，我国市场上也出现了不少成人性用品店，那里出售的许多性辅助用品，对有性困难的人可以提供一些帮助。比如一种"男性负压吸引装置"，就是利用负压原理帮助阴茎勃起的。仪器体积不大，价格也不贵，患者自己在房事前操作，十分方便，能有效解决阴茎勃起不坚的问题。此外，"阴茎保健环"也能延长阴茎充血时间，使性生活更加美满。对于独身的残疾人，使用橡胶的"振荡器"也比较方便。"振荡器"有男用、女用之分，它不仅是一种性生活的代用品，也可以改善女性性欲不强的问题。

第四节　残疾人的婚姻

一、婚姻是残疾人的幸福港湾

对残疾人来说，有个美满的婚姻和家庭，是最幸福不过的事了。但我国大多数残疾人的生活状况并不乐观，婚恋难度较大。2007 年国家第二次残疾人状况调查表明：15 岁以上的残疾人口中，未婚的有 982 万人，占 12.42%；有婚配的占 60.82%；离婚、丧偶的占 26.76%。也就是说，近 40% 的残疾人单身。尽管如此，残疾人也不要悲观，要珍惜自己获得幸福生活的权利，努力建立自己的家庭。一项调查表明，我国重度的残疾人占残疾人总数的 16% 左右，这部分人基本没有生活自理能力，也没有缔结婚姻关系，其余大部分的残疾人都有恋爱结婚的可能。

残疾人与健全人一样，当生理发育到一定阶段都会春情涌动，萌生恋爱的愿望，但由于自身条件差，寻找另一半较难，不少先天性的残疾人放弃了恋爱和婚姻，其实这是一件很痛苦的事。而对于那些正在热恋中的青年男女，如果一方因事故突然致残，打击会更

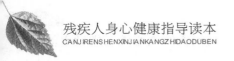

大，即使自己仍然情意绵绵，另一方可能却已悄然离去。这是生活现实，残疾人要正视这一点，不要抱怨。俗话说，强扭的瓜不甜，没有爱情的婚姻是不会幸福的。

在生活中也有不少健全人与残疾人喜结良缘的故事。例如，战斗英雄史光柱在 1984 年的一次边境作战中不幸双目失明，北京的一位女大学生毅然决然地和他走到了一起。真挚的爱，不仅抚平了史光柱身体上的创伤，也使他的精神得到升华，在妻子张晓君的协助下，史光柱成了一名作家。26 年过去了，他们有了自己的孩子，而且生活得很幸福。还有一个例子：一位外科护士由于长期护理一位因车祸造成下肢瘫痪的青年，双方产生了感情。然而，世俗的观念让他们爱得很辛苦。但女孩的执著和坚持，最终使她的父母改变了态度，如今他们不仅结合了，还有了孩子。

上面的两个例子都不是什么特例。虽然并不是所有的残疾人都能组建自己的家庭，但只要永不放弃，多数人还是会获得属于自己的一份爱情。四川某市 2008 年的一个调查记录表明：视力残疾人在婚率最高，为 75%，肢体残疾为 71%，听力残疾的人为 65%，综合残疾人在婚率最低，为 57%。在已婚的残疾人中，残疾人相互婚配的占 66.4%，也有 33.6% 的残疾人与非残疾人婚配，但这部分的残疾人中，有 60% 在结婚时双方都是健康的。

二、正确认识残疾人婚姻中出现的问题

1. 要克服心理障碍和家庭的阻力

恋爱、结婚和组建家庭是每个人一生中最重要的经历。对于残

疾人来说，也不能说是一种奢望，只要不是患有婚姻法中严格禁止婚育的疾病，残疾人就应享有结婚和生育的权利。但有不少残疾人悲观情绪严重，几次失败后就放弃结婚的念头，甚至沉沦下去。这是不应该的，因为父母总有一天要先你而去，之后的生活要自己支撑，如果有了另一半，双方都能有个依靠，如果再得到一个健康的孩子，就会很幸福地度过余生。

生活中还有一种令残疾人苦恼的情况：自己想恋爱，但父母漠不关心。海口一位37岁的残疾人周某，患小儿麻痹症，成家是他多年的梦想，却从来没有得到爱神的眷顾，也不敢告诉家人。这类例子很多。不少家长认为：生存是残疾人的第一需要，性与婚姻是可有可无的，何况结婚还要花很多钱。对此，残疾人应该与父母坦诚交流，说出自己的心声，其实，哪个父母不希望子女幸福呢？可能他们也有难处。残疾人可以找自己的朋友帮助做父母的工作，也可以通过网络和婚介所征婚。

2. 爱情的追求要实际些

残疾人因为身体原因放弃婚恋，可以理解，这很不足取。但还有些残疾人不能婚恋的原因在于恋爱标准过高，总想找个健康人或者有一定经济基础的。某市妇联的一项调查表明：残疾人离婚率比健全人高4倍，其中健康一方抛弃残疾一方占的比例较高。残疾人找个健全人，能得到更多的照顾，生活中如果能找到这样的真爱，应该大胆地追求。但经验表明：残疾人互配成功率更高，而且婚姻稳定性较好，说明残疾人往往更能互相理解，互补性较大。

一般来说，残疾人寻找爱人，最终目的是结婚建立家庭。因

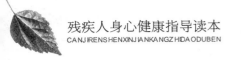
此，要把喜欢对方、爱护对方和忠于对方作为恋爱的原则，而责任感更是成熟爱情的表现。只有互敬互爱，互不嫌弃，才能获得幸福。2007年某调查组在青海省的调查中发现：有21%的适龄残疾人没有结婚的原因是找不到配偶。许多残疾人结婚的目的非常单纯，和健全人不太一样。他们的态度比较现实，就希望找到一个伴，能够在生活中互相扶助。

3. 正确地对待离婚

残疾人结婚率低，而离婚率却很高，这是个不争的事实。如何面对这个事实，对残疾人来说无疑是新的考验。有一个很典型的例子：青海某地，一男子因为车祸事故残疾了，妻子立刻提出离婚，不仅自己跑了，还把补偿的钱带走了。这对刚刚残疾的男子打击很大，可由于家庭父母的照顾，单位的关心，此人很快从伤痛中走了出来，并且很快组建了新的家庭。在离婚的案子中，绝大多数孩子都判给了非残疾的一方，这会使残疾人很伤心，他们没有了家，也失去了子女，为将来子女的抚养问题担忧。如果出现这类问题，女性残疾人可向当地的妇联组织提出咨询和帮助，千万不要闷在心里，增加新的病痛。事实上这种判决也并非不合理，只要有利于孩子的健康成长，残疾人本人应该还是能想通的。我国许多地方都制定了保护残疾人的地方法规，比如，在分割夫妻共同财产的时候，适当照顾残疾的一方，使他们的生活有保障。

第五节 残疾人的生育

一、残疾人有生育的权利

残疾人是社会的一员，他们同健全人一样有生活、学习、工作以及参加社会活动的权利。但是由于不同程度的残疾，他们不能像健全人那样自如地行使各种权利，比如残疾人的性爱和婚育，就是一个备受社会关注的问题。由于涉及医学、法律和道德等诸多领域，处理起来还是要慎重。残疾人能否结婚和生育，何时结婚和生育，不仅取决于残疾人的病残程度和致残原因，而且还应考虑到残疾本身是否会对后代产生影响。一般来说，所有的残疾人都可以结婚，但有的残疾人就不适合生育，例如由遗传原因导致残疾的人。政府部门要做好残疾人婚前教育和婚前医学检查，同时残疾人也要主动接受卫生部门的婚育指导，提高婚姻生活质量。确诊为不宜生育的残疾人，一定要配合政府部门做好节育工作。

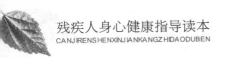
二、残疾人要做好计划生育

计划生育是我国的一项基本国策，残疾人也要认真遵守。日常节育只是一种手段，其最终目的是要提高全民族的人口素质。但调查发现，残疾人落实节育措施的比例明显低于非残疾人，有些残疾人家庭子女多达 2 ~ 5 个。同时也发现，残疾人子女的病残率较高，并且文化素质也往往较低。为此，残疾人要尤其做好计划生育，力争生育和培养身心健康的孩子，减轻社会和家庭负担。

第四章

残疾人再生能力的自我训练

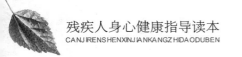
第一节 人体再生能力的可塑性 及其分类

长久以来，在民间一直流传着一种说法：说老天爷塑造人的四肢五官、五脏六腑，是各行其事、缺一不可的。但这个说法却被残疾人参与社会生活的欲望以及绝不屈服的意志突破了。他们有人以脚代手写字、作画、穿衣、吃饭，有人把乒乓球拍绑在断手的腕臂上打乒乓球，参加残奥会的比赛。一位智残青年竟然成为西方古典音乐的指挥，如果对乐曲缺乏心灵的深刻感受，对原曲没有深刻的理解，谈何指挥。残疾人再生能力自我训练的成功事迹充分证明，人类肢体和器官经过科学系统的自我训练，完全可以取得让人惊奇、敬佩的成果。

一、先天致残和后天致残的区别

残疾人可分为先天致疾和后天致残两类。在探讨残疾人再生能力的自我训练时，应加以必要的心理分析：

先天残疾人从诞生起就在无奈中生活，为了延续生命，他们会在父母、兄弟姐妹的影响和指导下，掌握生存必备的能力。他们的心灵深处强烈渴望摆脱残疾给生活、学习和参与社会带来的各种障碍。随着年龄的增长，他们有限地了解了人世间的冷暖，了解了五光十色的社会生活，同时也通过和父母、兄弟姐妹的交流，逐渐懂得人生道理，并产生参与社会生活的强烈欲望。

在现实生活中，先天残疾人往往会产生两种不同的心态：

一种是决心改变自身残疾带来的种种障碍，借助残疾人再生能力训练的成果，或者在其他残疾人再生能力的启发下，结合自身的残疾状况，以自己的智慧，开发出适合自己需要的再生能力，参与社会生活，最终实现自己的梦想。当然也会有一些先天残疾人，由于主客观的各种原因，放弃了再生能力的自我训练，这是最大的遗憾。因为成千上万的残疾人都能突破各种困难，成功走出困境，为什么你不行呢？正如文学家林语堂先生所说：为什么人群中有人不成功？就是因为那些人头脑中有"我不行"三个字。请相信，天无绝人之路，只要相信自己，就一定有路可走。

后天致残者与先天残疾人心态有极大的不同：他们通常是由于疾病、意外事故、见义勇为或因公致残。无论致残原因如何，他们都有一个共同点，那就是对自己的生活、事业、理想、命运，都曾有过美丽的梦想，并立志全力以赴地去争取、去奋斗，有的人甚至已经接近事业巅峰，但不幸的是，因为身体的伤残，一切都成了泡影。这种意想不到的、意外发生却又不可逆转的灾难，对任何人都是一个致命打击，有的人因此而终生沉沦。但是也有许多后天致残者，身残志不残，他们立志，无论在人生的道路上遭遇怎样的艰难

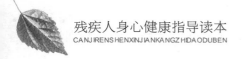
险阻，也决不后退半步。在困难中坚强不屈，重新创造新生活，坚信路是人走出来的。许许多多事实告诉我们，无论是先天残疾还是后天致残，已经有千千万万残疾人勇敢地摆脱了绝望，坚定不移地把不可能变成可能，把遗憾变成通过努力促使机能再生的信心，这是人心所向，也是残疾人生存发展、实现梦想的必由之路。

二、人体各器官系统的代偿能力和肢体的相互代替能力

残疾人的器官系统代偿能力和肢体互相代替能力的自我训练的成功，为残疾人的能力再生提供了宝贵的实践经验。

人体各器官系统代偿能力和肢体的相互代替能力，二者是有区别的：器官系统的代偿机能指器官本身的自主代偿，如因病或亲人因病需要，把一个肾摘除或移植，剩下的另一个肾即可自主代偿。不同脏器机能是不能相互代偿的，如心脏就不能代偿肾脏的机能。人的眼、鼻、耳、喉、舌、皮肤等的感觉功能，虽然各司其职，但在需要时，经过再生能力的强化训练，完全可以有效地相互代偿。

感觉机能在大脑的支配下，可以实现许多让人意想不到的功能；如通过眼睛的时间、空间方位判断的感觉，或称为感知觉，可以非常准确地判断一辆快速行驶的汽车的大致速度和距离，从而决定自己以何种速度走动才能安全横穿马路。这里有必要再次强调，听力残疾的舞蹈演员之所以能够成功表演难度极大的"千手观音"，除了超常聪慧和坚定的决心之外，主要就是靠两只眼睛对不同空间和时间的动作方位、速度、节奏的感知觉，其他器官的感觉成功代偿了她们失去的听觉机能。所以理论和实践都说明，所有非重残的

听力和言语残疾人，只要下定决心进行代偿能力的自我训练，就一定能够成功实现自己所需的生活能力的再生。

残疾人肢体间的相互代替能力，必须经过科学的自我训练才能实现。有肢体残疾人以脚代替手吃饭穿衣、修理电器、操作电脑、写字、作画、弹钢琴；以单腿代替双腿跑跳、走路、爬山、过桥、放羊；把乒乓球拍捆绑在腕臂上，依靠手腕和前臂的灵活转动，甚至能参加残奥会比赛；还有上肢失去手和前臂却能参加残奥会的游泳比赛的残疾人，数不清的肢体相互代替能力的成功案例，既让人惊叹，又让人敬佩。

三、科学的肢体代替能力自我训练

肢体代替能力自我训练的成功，关键在于：针对肢体的不同部位，设计不同的代替能力；具备一定的身体素质，进行科学的强化自我训练。

身体素质主要包括力量、耐力、爆发力、灵巧、速度、柔韧等六个方面。这六种素质的主要特征如下：

（1）力量：身体或身体一部分如手、脚、腿、上体、两臂、肩、胸、腹、背、腰等部位用力能力的大小。力量素质是一切再生能力自我训练的基础。

（2）耐力：长时间不停活动的能力，也可以说是抵抗疲劳及快速消除疲劳的能力。因此耐力特别是心血管耐力在自我训练中有特殊意义。

（3）爆发力：在最短时间内发挥的最大力量，是力量和速度的

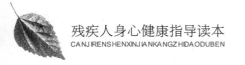

结合，如跳绳游戏时，一分钟跳 40 次与跳一次手摇两次共跳一分钟相比，爆发力明显不同，前者不如后者的爆发力强。

（4）灵巧：迅速改变全身或身体某一部分的方向和位置的能力。它是由力量、反应能力、动作速度、爆发力和协调性等几种素质综合而成。如残疾人用两脚代替两手弹钢琴，就是一种具有高超灵巧素质的表现。

（5）柔韧：指身体各关节周围的韧带、肌腱、肌肉和皮肤的伸展收缩的能力大小。

（6）速度：包括两个内容：一是身体或身体各个部分在最短时间内移动的最大距离。二是反应速度，例如一个人听到雨天雷声时立即会去寻找避雨的地方，而有人听到雷声后过了很长时间才想到要去避雨。自我训练的目的是二者兼备。

残疾人在进行肢体代替能力的自我训练时，首先应当了解身体素质的特点，盲目会走弯路，应予以避免。对此将在下一节中详细说明。

通过再生能力自我训练实现康复，是每位残疾人自强、自立、自救、心灵升华的表现；是他们决心基于现有的条件，最大限度地挖掘自己的潜能，激发自己的创造才能；要经过梦想、失败、突破、成功的多次轮回才能实现。对此首先应该做好充分的心理准备。制定措施、方法以及遇到困难时所采取的对策，对实践过程中的失败可能性做好心理准备。但这还不够，人的心理活动是复杂多变的，很难不被客观环境条件和自身心理素质水平所左右。因此，为了防止知难而退，还要从心理学的角度进行"自我暗示"。当进退两难时，要冷静思考。即便是身体健全的人，在 21 世纪激烈的竞争面前，要想生存发展，也必须努力奋斗。而残疾人面临的困难当然会更大，但不进则退，后果可想而知，只要吃一些苦就能得到的幸福和光明前程，难道你要轻易放弃吗？每当你看到其他残疾人，甚至比你残疾更严重的人都成功摆脱了困境，你心灵深处难道不会愧疚吗？这种内心的自责会顽固地跟着你。人类追求幸福的天性是永远不会泯灭的，你最终一定会迎难而上。一个人要活着，而且要活得快活，活得幸福，就要尽到自己的责任，就要健康地活着，给所有的亲人带来快乐和安慰。责任就是一个人道德的灵魂，你静下心来想一想，怎么能把灵魂都抛弃了呢？所以你得出的结论一定是：只能前进，绝不后退！

四、决不放弃，决不服输的光明之路

上述内容是行之有效的自我心理暗示，如果能够调节自我，保持心灵净化，反复对比成功和放弃的不同后果，你就一定会选择决不后退、决不放弃、决不服输的光明之路。

天下的路都是人闯出来的。人类的潜能究竟有多大？其实还没有定论，特别是对残疾人潜能的评估，无论医学还是运动医学领域，这也是人体功能学研究方面的一大遗憾。但值得庆幸的是，许多残疾人用自己的智慧和惊人的毅力，生动地展示了人的巨大潜能，也让其他残疾人对通过努力实现身体功能再生充满信心。把遗憾变成希望，把梦想变成现实，这是残疾人对全社会的贡献。

到目前为止，无论在国内还是国际上，都尚未发现对于残疾人再生能力自我训练的科学分类，本书所述的实践方法完全是一种尝

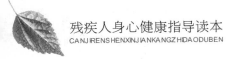
试。之所以要对再生能力自我训练进行分类，其主要目的是为各类残疾人提供一套全面完整、科学可行的再生能力自我训练的方法，以便残疾人朋友自主选择和自我训练。

分类的理论依据是：最大限度挖掘、强化和发挥人类固有的潜在功能和能力，通过科学训练，使之成为一种新的参与社会生活和个体生活的能力，我们称之为"再生能力"。

根据人体各器官系统和骨骼肌肉系统的不同功能、性质，再生能力又可分为代偿能力和代替能力：各器官系统的再生代偿能力，简称为"代偿能力"；骨骼肌肉系统的再生能力，称为"再生代替能力"，简称为"代替能力"。

我们基于上述的两种不同能力，根据不同的目的创编了不同的自我训练方法，具体分为生活能力、性生活能力等训练项目，最终目的就是帮助各类残疾人进行参照，进行各种再生能力自我训练，尽快掌握参与社会生活及日常生活自理的能力。这是一种前所未有的临床试验。但是由于有众多残疾人的成功案例，我们坚信，在今后的实践过程中，这种训练一定会逐渐丰富完善。因此我们衷心期望和广大残疾人朋友共同把这本书继续写下去，为全国8300万残疾人乃至全世界亿万残疾人的生活幸福服务。

上述分类只限于残疾人生活再生能力的自我训练，不包括音乐、舞蹈以及各种体育竞技运动项目和其他高级职业技能的专门训练。因为各种职业技能训练有其专门的学科体系。但有时为了说明人体潜能的可塑性，也会涉及一些最基本的专业技能的自我训练内容。

为了方便各类残疾人查找适合自己的再生能力自我训练方法，

特将人体再生能力分类以图表形式介绍如下，供参考：

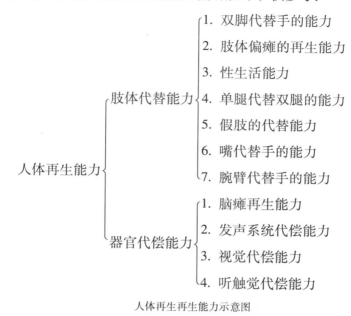

人体再生再生能力示意图

第二节　再生能力训练的必备知识

再生能力训练的必备知识，主要包括以下两个方面；

第一，再生能力自我训练的必经过程、步骤和方法。在自我训

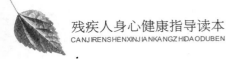
练的过程中遇到难题应该如何解决？怎样既快又好地针对自己急需的再生能力进行训练？训练过程中可能遇到的心理问题又应该如何解决？如果对上述问题不加以说明，必将影响再生能力自我训练的进程和质量。

第二，再生能力自我训练的首要前提，就是身体能力，即身体素质的水平是否足以掌握某种再生动作技能。身体素质说起来很简单，但做起来却不那么简单。人的身体素质包括力量、耐力、速度、柔韧、灵巧、爆发力等，它们之间既相互影响，又相互矛盾。例如：有人需要两腿的力量，又需要耐力，才能走较远的路程，这就不只要具备单一的力量或是耐力，他需要具备的是力量耐力素质。不同的身体素质，训练方法也是完全不同的，应事先掌握这些复杂的身体素质训练的基本知识，否则就可能事倍功半。为此，在本节中，我们将比较系统地介绍身体素质科学训练所应遵守的原则，训练的内容、方法。为了保证自我训练者的安全，我们还将介绍相关的禁忌，供残疾朋友们参考。

（一）再生能力训练的过程、步骤和方法

残疾人的再生能力，是一种特殊的、非常态的肢体相互代替能力，也包括器官知觉相互代偿机能的重建。它是按照一定的功能要求，在大脑皮层重建条件反射自动化的过程。

残疾人准确、流畅、熟练地掌握各种再生能力，是与心理活动、知觉机能以及身体素质分不开的。任何一种再生能力，均有各自不同的形成过程。模仿的再生能力，一般需要经过以下三个阶段：

第一阶段：再生能力的定向阶段

所谓"定向"，就是自我训练者首先必须知道所要掌握的某种再生技能，是要做什么，怎么做，先做什么，后做什么，即所谓"程序性的知识"。它包括两个方面：第一，是该项再生能力从开始到结束的一个完整动作过程，各细节之间的相互关系、先后顺序。第二，是整个动作的路线、轨迹、方向、幅度、频率和与之相对应的力量、耐力、速度、柔韧、灵巧、爆发力等身体素质，以及一个完整动作的各个环节的衔接和转换。了解了上述细节以后，即可在头脑中建立相应的印象。这里解释一下动作结构的内涵，所谓"动作结构"就是一个动作的运动过程经过的方向，动作经过的路线以及动作的每一个细节在不同时间、空间内的形态变化。例如某一个练习动作是先直立，两臂向前至上举180°再经侧平举，最后两臂下垂，成站立姿势。这就是最普通而又简单的动作结构。

了解上述动作结构之后，即可在头脑中建立相应的心理定向映象。有了这种"定向映象"，练习者在实际训练中就知道该做什么、怎么做了。

动作定向映象，是动作技能形成过程中的一个重要环节。准确的"定向映象"，可以有效地调节并纠正动作中的错误。在实际的自我训练中，缺乏"定向"的训练一般是盲目的尝试，会效率低下。对此，再生能力训练者应予以避免。

第二阶段：实际练习模仿阶段

所谓练习模仿，就是实际操练，也就是把第一阶段建立的动作映象进行实际练习，以产生动觉体验，否则就不可能形成动作技能。在反复操练过程中，练习者可以更深刻地体验自己之前形成的印象，使之更完善、更巩固，同时还能加强练习者本身的动觉感受。动觉是一种反映身体各部分的运动和姿势的内部感觉。它在技能的掌握过程中，可调节、控制动作的进行，是一种非常重要的控制机制。练习者通过模仿，或在多次重复练习之后，就可以初步获得动作体验，有利于产生准确的动觉。

在模仿阶段，动作的主要特点有：

①在动作的质量方面

表现动作的稳定性、准确性、灵活性、协调性比较差。主要是由于练习者尚未建立起稳定、清晰的内部调节系统。这个内部调节系统，主要包括动作映象和动觉体验。

②在完成规定动作结构方面

动作的各个要素、各个组成部分之间的协调性不足，可能相互干扰。例如规定动作应该向前，实际却向上用力，动作不连贯，经常出现顾此失彼的现象。有时会产生多余动作。例如刚开始练习用脚趾代替手"拿勺子"吃饭，用大脚趾和二脚趾夹住勺子，顺着大脚趾与二脚趾的用力方向完成动作。但在练习初期，脚趾并不完全"听话"，有时反而会"帮倒忙"。

③动作控制调节方面

主要靠视觉控制。例如听力残疾人可以用视觉控制、调节动作。但盲人靠什么控制呢？他们要靠助手的扶持帮助和引导以及个人的动感体验。因此盲人比视力正常的残疾人练习难度更大，但也不是说绝对不可能。

④动作效果方面

在模仿阶段动作效果有所提高，不必要的心理能量消耗减少，疲劳感、紧张感也会相应降低。但心理能量的消耗并没有完全停止，练习者仍会有一定程度的多余的心理消耗。由于动作各环节的不协调、不熟练、不灵活、不自然，所以在完成一个完整动作的过程中，当练习者不停地反复做同一个动作时，会出现快慢节奏不顺畅的现象。这时也会产生一定程度的烦躁情绪。

第三阶段：动作熟练阶段

在动作熟练阶段，练习者所掌握的动作技术，无论客观环境如何变化，都具有高度的适应能力。动作的质量达到高度的完善和自动化。动作的熟练是因为在大脑皮层中建立了动力定型。

动作的熟练阶段是动作技能形成的高级阶段，是动作技术高度概括和系统化的结果。动作的熟练也是动作技能转化为能力的关键环节。各种动作技术能力的形成都是以动作的熟练为基础。它有以下四个特点：

①动作的质量方面

在各种变化的客观条件下，动作具有高度的灵活性、稳定性、准确性，并能顺利完成。

②完成动作方面

各个动作细节的互相干扰消失，衔接连贯、流畅，高度协调，多余动作消失。

③对动作的主动自我控制方面

动作动觉的主动控制力增强，视觉注意力范围扩大。此时练习

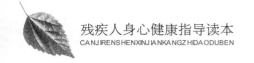

者的心理表现为镇静、信心百倍，能准确地觉察到客观环境的变化，并随时调整动作，使之正确协调地完成。

④完成动作的效果方面

练习者在做动作的整个过程中，紧张感降到最低，必要时可以有效地在一瞬间完成两种或两种以上的活动。例如一只脚拿牙刷刷牙的同时，可以用另一只脚拿其他东西。

动作技能学习掌握的三个阶段理论，是根据动作技能形成过程中动作质量的差异，并依据各阶段的心理特征划分的。了解各学习阶段的特征，将有助于残疾人再生能力训练的成功，值得各类残疾人积极尝试。

但在现实生活中，许多残疾人的再生动作技能不是来自模仿学习，而是由他们自己创造出来的。再生动作技能的模仿与创造，可以说完全是两回事：模仿是在已具有成熟经验、现成的动作模式、现成的动作结构条件下进行的，只要下决心进行自我训练就可以，因而有助于增强自我训练的决心和信心，因为可以预知成功。

但是创造再生动作技能，则是要靠勇气、智慧、信心、决心，经过千百次的反复实践、再实践，经历不断完善的艰苦过程才能完成的。如以双脚代替双手穿衣、吃饭、写字、作画、弹钢琴等，要创造此类再生动作技能，首先要设计一个方案，同时要考虑脚趾活动的能力，特别是伸缩范围。首先就需要考虑到脚趾比手指短很多，每个关节的可动范围相差很大，尽管手和脚上的关节除了手的大拇指和脚的大脚趾是两个关节外，其他手指和脚趾都是三个关节，但各个关节的长短相差太大了，功能的可塑性因而受到严重影响，加大了以脚代替手的难度。而且，脚趾的功能从人类出生开始，就是配合两腿走路，如果脚趾的长度过长，和手指一般长，一定会给走路带来麻烦。但聪明、勇敢的残疾人决心让短脚趾做到长手指才能做的事，这种超越客观限制的创造性思维和创造能力，可以说是一种既勇敢又漂亮的冒险。

从婴儿到成人，用脚学会走路，用手学会写字、做各种各样的事，需要很长时间，而残疾人用脚趾不但能做到穿衣服吃饭，还能写字、作画、弹钢琴，简直是人间奇迹。

残疾人创造再生动作技能的过程是：

第一阶段：思考所要创造代替的技能，并初步设计一个代替技能的方案，在设计方案时，首先应设想一个完整的动作结构，就是如何开始，以及动作的每一个环节该如何做，各环节之间如何连接成一个完整的整体才能达到预期目的。

第二阶段：为了保证设计成功，达到最理想的效果，按照设计方案进行实际操作试验，边试验，边修正，直至自我感觉动作比较协调为止。目的是不断修正原有的动作结构，即动作的用力大小、用力的先后顺序和如何用力等。

这个阶段是决定成败的关键，也是最艰难、最考验一个人决心和意志力的阶段。此时，每个残疾人都可能处于进与退两种心理激烈斗争的矛盾状态，然而不应该就此罢休！有千千万万残疾人，甚至残疾程度很重的人，都在进行再生能力的自我训练中创造过奇迹，这些榜样，都可以鼓舞萌生退意的残疾人重振精神，再次加入再生能力自我训练的队伍！这种内心世界进与退的反复，其实是健康人心理的正常反应，完全不应该也不必因为产生了反复而自责遗憾。一个人成功的过程，就是梦想、失败、突破、成功不断轮回的过程，任何人，即便是最聪明、最坚强的人，也逃不脱这个规律。

再生动作技能训练的过程可能会不顺利，在成功与失败的交替中，随着不间断的持续练习，动作的协调性会有明显的改善、多余的用力会明显减少。相关肌肉群，在不同空间和时间内，能够逐渐趋向合理、正确地完成动作，同时理想动作的次数也会增加。

第三阶段：熟练掌握动作技能阶段，动作完全流畅自如，在身心状态正常的情况下，可以做到"百发百中"。这就是自我训练大功告成的时候。

但个别人，特别是心理脆弱或心理曾受过伤害的人，一旦突然遭受心理刺激，就会发生错误动作，严重时可能出现暂时不能完成动作的现象。这种现象也是一种正常的心理反应。如果一个人突然遭受意外的心理冲击却依然无动于衷，那么这个人的心理一定不正常。上述心理现象，是心理健康人群偶然会发生的心理反应，或称心理自卫反应。当心理平静后就会恢复正常，练习者不必因此纠结。

残疾人再生动作技能的模仿与创新，这二者的性质有极大区别，但又有相似之处：创新当然是前所未有的，但残疾人的模仿与健全人的模仿性质不同，残疾人的模仿中也存在创造性因素，因此无论是难度还是对残疾人心理承受力的要求，都是较高的，要做好充分的思想准备。

（二）残疾人再生动作技能的迁移

残疾人已经掌握的动作技能，在两个动作结构相似的前提下，可以通过天衣无缝的融合，形成一个新的动作，即动作技能的迁移，又可称为正迁移，反之则可称为副迁移。但这种正迁移不是"1＋1"的机械叠加，而是两种动作有机地融合为一体，成为一个新的动作技能。这种迁移的特点是由两个动作的结构的相似性决定的。但从心理学的角度分析，也不能缺少心理及意识目的性的主动参与，必须身心有机配合，才能高质量、快速地迁移成功。

例如一位两手残疾的人，已经能够用脚趾代替手"拿勺子"吃饭，但他还想用脚写字、作画，那么，他首先必须借助大脚趾和二脚趾，用力夹住笔杆，并和其他脚趾协调配合用力，合理屈伸，使吃饭的动作与写字、作画的动作有机地融合成一体，才能成功。这种两个动作的转化并融合成功，就是动作技术的迁移。用脚"拿勺子"吃饭和用脚"拿笔"写字、作画的难度，虽然相差很大，但这两种动作结构具有相似之处，因此二者才能"迁移"成功。

①动作技能迁移的途径

从动作技能迁移的性质分析，这是两个核心技术的关键部分的迁移：前一个动作即将结尾时，借助这个动作的运动能量和技术，与下一个新动作开始时的技术、运动能量协调融合成一体，从而形成一个全新的动作。这就是所谓动作技术的"迁移"。尽管动作技术的迁移是在一瞬间完成的，但这是经过顺势、创新、重组一个完整的新动作的过程，具有一定难度，甚至可能重新组成一个技术相当复杂的新动作。这就是动作迁移的内涵。

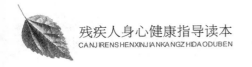
②动作技术的迁移是动态发展的

动作的迁移是一种目的明确的系统工程。预先进行动作技术迁移的设计，不能仅以动作技术的外部特征为依据，更重要的是，分析动作结构技术的可塑性，以及动作技术的相似点。也就是说，前一个动作技术的迁移，应该能给后一个新动作提供必需的动力和技术条件。否则不但不能获得新的效果，反而会阻碍新动作的技术发展，这就是一种失败的迁移，是劳而无功，是无效劳动，对于促进再生动作技能的系统化毫无指导意义。所以，应该把残疾人各类再生能力的技术技能，看成是动态的、可持续发展的。毕竟许多残疾人已经用惊人的创造力，成功地创造了许多震惊世人的成功案例。

正因为如此，不应该把残疾人的既有技能的迁移，视为动作技术的简单迁移，而是应视为不断创新的过程。

③动作技术迁移的成功与否，取决于前一个动作的技术特点

如动作的速度快慢，力量大小，身体姿势和时间、空间位置等因素，看它能为新动作的创造提供什么前提条件，这是应该特别考虑到的。否则就是盲目的迁移。

④迁移动作的选择

迁移动作的选择是有条件的，被迁移的动作应有明确的目的和要求：

第一，准备进行动作技能迁移的人，要事先设计一个"迁移方案"，并向迁移成功者征求意见。

第二，前一个迁移动作，对于下一个新动作而言，具有可发展的潜力和生命力。

第三，迁移动作对于下一个新动作来说，具有可传递的潜在能量。

第四，要有充分的心理准备，因为迁移过程大多是前人很少能做到的。特别是不同残疾人的残疾部位、残疾程度、个人的健康状况都有极大区别，要科学合理地自我评估，调整好心态。

为了确保"迁移"的安全成功，练习者应事先进行身体检查，并明确掌握进行自我训练的要领和禁忌。

（三）身体素质的训练原则和方法

身体素质是再生能力自我训练的必备条件。由于残疾人具体的残疾性质、残疾部位、残疾程度以及家庭成员、经济条件和生活环境等方面各不相同，因此，为帮助读者更科学、更快、更有效地进行再生能力的自我训练，并取得最佳效果，本书在介绍身体素质训练的方法时，也提供了部分动作的示意图，供读者参考。

身体素质训练看似很简单，但要真正做到科学有效也并不容易。例如：有一位一条腿残疾的年轻放羊倌，他想跑得更快，赶上跑散的羊群，于是他决心扔掉拐棍，练习单腿跑跳的能力。经过一段艰苦的训练，让人难以想象的事发生了：他居然能用一条腿跑跳着上山、下山、过桥，跟着羊群一起跑。他跑跳的速度之快，动作之熟练、协调、自如，简直让人目瞪口呆。放羊倌的成功案例，关键在于用一条腿实现跑跳，这需要腿部同时具备速度、力量、爆发力三种素质，并且动作要在同一时间内完成。这种综合素质的训练方法就相当复杂了。本节的目的，就是要系统介绍如何训练并具备这些必要的身体素质。

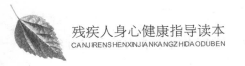

第一，身体素质训练的内容及方法

身体素质，包括力量、耐力、爆发力、灵巧、速度、柔韧等六种。在生活中，不仅需要某一种具体的素质，还需要综合素质，如：速度力量、速度耐力、静力性力量、动力性力量、反应速度、心血管耐力等。还需要骨骼肌肉系统的素质，内脏器官系统的机能等，相互协调配合。因为人体是一个统一的整体，身体各器官系统在大脑这个司令部的统一指挥下，各尽所能地有机参与。所以在进行身体素质训练的过程中，坚持科学严格的训练方法是非常重要的。

下面分别介绍各种身体素质的训练方法：

（1）力量素质的训练

力量素质是指身体或身体某一部分用力的能力，也可以说是身体或身体某一部分抗阻力（外力）的能力。力量素质分两种：一种是静力性力量，即肌肉在运动时等长收缩，而不位移，也就是肌肉在运动过程始终不做屈伸动作，始终保持静止不动的用力状态，如举重运动员在举起杠铃后，必须保持上举的姿势，静止一定时间，这就是静力性力量的典型动作。另一种是动力性力量，即在运动中不断改变身体姿势和位置，肌肉做非等长收缩，如两臂连续不停地做屈伸动作，就是动力性力量的典型动作。

力量素质训练有两种方法：一种是利用自身体重做运动（全身或身体的某一部分）；另一种是对抗外力做动作（如图一及图二）。这两种方法又都可以进行静力或动力性质的力量训练。

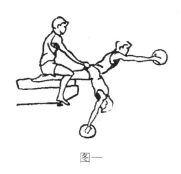

图一

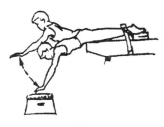

图二

所谓动力性力量训练就是不停地反复做同样的动作（如图三）。但静力性力量训练时（如图四），身体后屈抬起后，需保持一定时间静止不动。

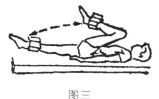

图三

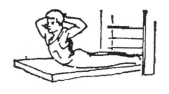

图四

上述两种方法所获得的效果完全不同。前者参加运动的肌肉群做相互交替运动，能提高动作的协调性，而后者则恰恰相反。在实践中，应根据训练的具体目的，采取不同的方法。

为了有效地提高力量素质，在训练中应注意以下几点：

首先，重复次数不宜过多，阻力要逐渐加大。如图三开始时可以在脚腕上绑上特制的布沙袋，经过一段时间训练后，再不断加大沙袋重量，使重量（或称阻力）逐渐接近最大量，即达到个人最大能力的70％至80％，如图三的动作可以增加两腿屈伸的力量，如

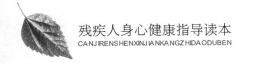
果连续做 10 次为一组，每组的最大量可定为 10 次。在实际训练时，应根据自己的力量素质，决定每次训练时每一组所做的次数和组数。

其次，在静力性力量的训练中，应注意保持呼吸正常，在动作开始前要深呼吸，动作将要结束时，慢慢呼吸。同时把静力性训练和动力性训练结合起来进行。

（2）耐力素质的训练

耐力素质是指长时间持续活动的能力，也可说是抵抗疲劳和快速消除疲劳的能力。

当一个人疲劳时，其力量、动作过程的细节、用力时机的判断、神经调节、动作速度、反应能力和灵活性等，都将受到负面影响。在这种情况下，常常会出现心悸、气喘、胸闷、动作失调、节奏错误、无力等症状。因此耐力特别是心血管耐力，在肢体再生能力的训练中极为重要，不可忽视。

耐力包括两个方面：一是肌肉耐力，二是心血管耐力。在耐力训练中，一般应采用较轻的负重，例如用脚趾"拿"牙刷刷牙、吃饭、穿衣等一般日常生活的能力，只要训练大脚趾和二脚趾夹住较轻的用具，再加上其他脚趾的协调配合就可以了，训练重点在于脚趾的灵活性，而一个人的吃饭、穿衣、刷牙，又是一种用时相对较短的活动。然而如果想用一条腿代替两条腿跑、跳、走路，或用安装的两支假脚跑、跳，那就需要训练出很强的耐力。

肌肉耐力训练虽然负荷较轻，但应增加重复的次数，延长练习的时间。对于心血管耐力训练，应在较短时间内增加重复的次数，延长每次重复的时间，提高每次重复的强度，缩短每组训练之间的间歇时间。或者在短时间内（不少于一分钟）以最大力量和较短的休息时间进行重复训练。

（3）爆发力素质的训练

爆发力的突出特点是在最短时间内发挥最大的力量。在残疾人的生活中，一般不需要对此进行专门训练。但对于以一条腿代替双腿跑跳的牧羊倌，或参加跳远、跳高、三级跳远的残疾运动员来说，就很有必要。轮椅排球运动员的扣球也需要爆发力。爆发力素质是力量和速度二者的结合。在发展身体不同部位，主要是手臂和腿、脚的爆发力时，应根据残疾人的各自需要，采取不同的训练方法：如完成再生能力训练动作的阻力大小，克服阻力的重复次数多少，身体位置固定不移动还是需要不断移动位置等。

爆发力的训练方法有两种：一种是两脚腕处绑上沙袋或不负重物，原地快速弹跳，例如在原地单摇绳、双摇绳、三次摇绳跳。训练时两腿尽量保持伸直，并用前脚掌弹跳。如图五至图九都是训练爆发力的理想办法。

（4）灵巧素质的训练

灵巧素质是由力量、反应能力、速度、爆发力和协调性等几种素质综合而成的，是快速改变身体一部分或全身的方向及位置的能力。

在训练灵巧素质时，除了要注意发展力量、爆发力和反应速度之外，还应特别注意提高协调性。例如想用两只脚的十个脚趾代替两只手的十个手指弹钢琴，那就需要先练习十个脚趾轮流依次弹钢琴键，之后再练习脚趾的轮流点弹，最后才能练习右脚趾弹主旋律，左脚趾弹配音键。这说起来容易，真正练起来实在太难了。又因为脚趾比手短，更提高了对脚趾灵巧素质和协调性的要求。但再难也有人实现了，用脚趾弹钢琴演奏"梦中的婚礼"。这个奇迹充分说明人类的巨大潜能。

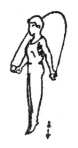

图五　双脚跳绳

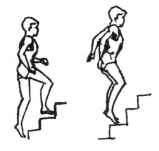

图六　跑上或双脚跳上台阶

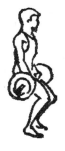

图七　手提杠铃两腿反复屈伸，站直后用前脚掌撑地

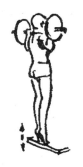

图八　站在阶梯上负杠铃，前脚掌支撑提踵

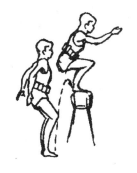

图九　腰部负重物反复跳上高台

（5）速度素质的训练

速度素质包括两个方面：一个是动作速度，即全身或身体各个

部分在最短时间内移动的理想距离。另一个是反应速度，即以最快的速度做想要做的动作。二者既有区别又相互影响。好比说，有人吃饭的速度很快，但对于哪种菜是自己最爱吃的却反应迟缓，也就是说有人反应敏锐，但动作速度较慢。训练的目的是使二者兼备。

要提高动作速度，必须重点发展力量素质，例如想走得快，就必须注意训练腿的力量，腿没有力量怎么能走得快？速度素质的训练一般采用在短时间内低强度、小重量负重，同时增加动作重复次数的办法，才可能收到理想的效果。例如想提高走路的速度，可以在两脚脚腕上绑上不太重的沙袋，在3分钟内用中等强度不断反复跑，重复多次即可收到显著的训练效果。

反应速度的训练方法有：按照突发指令改变跑步的方向，或在跑步过程中突然停止并做坐下、蹲下等动作。即在运动中突然改做其他动作，并要求快速、准确地做好。

（6）柔韧素质的训练

所谓柔韧素质，是指身体各关节周围的韧带、肌腱、肌肉和皮肤的伸展能力的大小。柔韧素质受关节结构和关节周围组织体积大小的影响。

发展柔韧素质的方法有两种：一种是主动用力，即利用自身某一部分的体重，拉长受训练的关节周围的韧带和组织，如图十、图十一。另一种是利用外力，加大关节活动范围，如图十二。对于由脑血栓或脑出血造成偏瘫或不能正常走路的残疾人，可做关节柔韧性、灵活性的人工治疗。只要患者的运动神经中枢和肢体运动神经末梢没有坏死，采取专门的运动处方，是完全可以恢复健康的。经过我们的临床治疗，除了体质衰弱、致残时间过长、年龄过大的肢体偏瘫患者，其他人均可逐步康复。

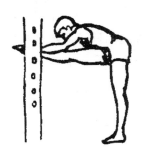

图十　在肋木横杆上压腿

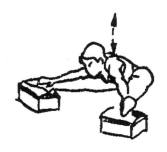

图十一　大分腿，两脚垫上小凳，体前屈

第二，身体素质训练的原则及禁忌

在进行再生能力自我训练的过程中，每个人都应该根据自身的健康状况、身体承受能力及原有的身体素质基础等，科学地进行安排。

在再生能力自我训练的过程中，应该科学掌握运动量。所谓运动量是指在活动时人体的生理负荷量。运动量的大小是由活动时的强度、活动量、密度和时间四个因素决定的。所谓强度，是指活动时的用力程度大小。所谓活动量，是指在一次活动中做动作的数量和重复次数。所谓密度，是指在一次活动中各组（一次连续不停的动作为一组）动作间隔的时间长短。所谓时间，是指一次活动的全部时间，或做一组动作所需要的全部时间。运动量中的四个因素是相互影响又相互矛盾的。在同一时间内，进行同一动作的训练时，若训练量增大，就要相应地减小训练的强度，否则，训练量和训练强度同时增大，练习者将会很难适应。但这四个因素同时又是相互促进的，如加大训练量可以为提高训练强度做准备。训练强度提高，又可以为训练量的增加提供力量基础。所以在处理训练量和训练强度的关系时，不应始终固定在原有的水平，而应随着训练者身体素质提高的具体情况，有节奏地逐步进行调整。

其次，密度对训练强度有直接影响。如果一次训练有 10 组动作，把每组的间隔时间缩短，训练强度也就随之增大了。相反，如果把间隔时间延长，强度自然就下降了。

在实际训练中，如果训练密度加大，就降低强度，反之就提高强度。如在做某一个动作时，每做 5 次间隔 2 秒和每次间隔 5 秒相比，前者密度大，后者密度小。从改变强度来说，每次跑 50 米，跑两次，分别要求用 12 秒和 13 秒跑完，前者强度大，后者强度小。在训练量和训练强度不变时，密度越大，身体的负担量也就越大。

改变训练时间的长短，当然也会影响运动量的大小。如一次训练 30 分钟或一小时，期间所做的动作数量相等，那么前者运动量大，后者运动量小。在同等时间内所做的动作数量不同，数量多的运动量较大。

根据上述四个影响运动量的因素的相互关系，以及训练不同身体素质的一般规律，在实际训练中可做如下调整：在发展速度和爆发力时，要在短时间、低强度、大训练量、低密度的原则下组织训练。在发展耐力时，应在长时间、高密度、低强度、大训练量的原则下组织训练。在发展力量时，应在高强度、低密度、小训练量的

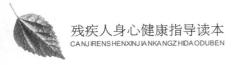
原则下，采取隔日训练。

综上所述，当残疾人进行再生能力的自我训练时，万万不能急于求成，更不能疏忽大意，必须科学组织安排，避免发生身心过度疲劳、运动损伤等不良后果。又因为身体素质的自我训练比较单调，而且需要重复并坚持很长时间之后，才能有明显的效果。所以，再生能力的训练，也可以说是一种意志的训练。在训练中，只有持之以恒，合理地选择和制订训练方法，明确训练手段的作用，严格规定练习动作的完成要求，保证动作质量，有计划、有步骤地进行，才能收到良好的效果。

再生能力训练的禁忌

1. 安静时心电图有明显变化。

2. 不稳定的心绞痛。

3. 严重心率紊乱：如室性心动过速，三度房室传导阻滞，不能控制的心房纠颤或上性心动过速。

4. 急性心包炎或心肌炎。

5. 心内膜炎。

6. 严重肺栓塞或肺梗死。

7. 严重的生理障碍或外伤。

相对禁忌：

1. 非心脏病性生理障碍。

2. 肺动脉高压。

3. 二至三度房室传导阻滞。

这里之所以提出再生动作能力自我训练的禁忌，是因为再生能力的训练，必须遵守科学的训练原则，并在保证绝对安全健康的前提下进行。所以在训练前，练习者必须做身心的全面检查，明确了解自己是否适合进行再生能力的自我训练。万万不可大意！

第三节　肢体残疾再生能力的自我训练

全世界千百万肢体残疾人再生能力的自我训练成果，已经引起世人惊叹，让世人深受震撼，深受激励。

再生能力训练的最终目的，最基本的应该是训练培养残疾人独立生活的能力，近而扩展为掌握职业技能，增加就业机会，实现自立、自强、自救。因此，再生能力的训练对于残疾人的"再生"具有极为重要的意义。

再生能力自我训练要想取得成功，首先应做好充足的心理准备，残疾人要坚信别人能做到的自己也应该能做到（有身体健康禁忌的除外）。甚至别人做不到的，自己也应该有勇气去创造奇迹。不然人类怎么进步？我们之前介绍的那些双手残疾和单腿残疾的人，他们创造的再生能力也是前所未有的。所以对自己知难而退的

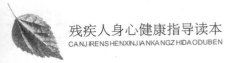

心理，不应太宽容，对"打退堂鼓"的心态不要太仁慈。这些心态对任何人来说，都是一种导致失败的绝症！之所以说它是绝症，是因为这种心态将会葬送一个人事业的成功，个人成功后的喜悦乃至一生的幸福。有人或许认为，自己是残疾人，即使花费几年时间，艰苦地进行自我训练，仍然改变不了残疾的现实。因为已经残疾了就永远是残疾人。但是通过再生能力的训练成功，能得到自己的亲友乃至全社会的认同，也许能找出一条出路，改变困境，这难道不是人生最大的幸福吗？

一个婴儿，从学会爬行到独自站立行走，需要漫长艰难的练习，反复失败仍不气馁，就是因为婴儿有一种强烈的独立生活的愿望。残疾人虽然年龄更大，但也同样需要自我肯定和鼓励。相信所有坚持进行再生能力自我训练的残疾人，一定会取得成功！

其实，无论是婴儿还是成年人，生活能力训练的成功，都体现了一种不服输、不怕失败的坚强意志、勇气和决心。当然，说起来容易，做起来却很难。然而人不能永远处在退让、求助、无能为力的状态中，处在 21 世纪如此激烈的竞争的条件下，不要说残疾朋友们，就是健全人，后退半步都将被时代所抛弃。

（一）双脚代替手的自我训练

1. 脚代替手的再生能力训练步骤

第一，在决定进行以脚代手的功能训练之前，首先应该对自己身体、双手、两臂、双腿和脚及脚趾的健康状况，做一个全面的分析：

（1）两条腿的功能是否正常？髋、膝、髁关节是否可以自由屈伸或向左右旋转？

（2）两只脚的脚趾是否可以自由屈伸？

（3）是否有严重的心理问题如抑郁症，躁狂症，恐惊症，神经症或精神病症。

（4）是否患有再生能力训练的禁忌症（所有禁忌症在本章第二节已有详细介绍），如果患有相关的禁忌症，绝对不能进行训练。

对照上述四方面的条件，练习者具备进行再生能力训练的身体条件，才能进行自我训练。当然，如果能经过个人努力或治疗，解决或排除影响再生能力自我训练的各种障碍，那是再好不过了。

第二，通过将手和脚的解剖结构、生理机能进行相互区别对比，找出脚代替手再生能力自我训练的难点。最明显的区别就是手指比脚趾长，因此手可以屈指握拳，并且手的握力是从婴儿就开始不自觉地训练了，并且随着生活和工作的需要不断增强。而且拿物品、做各种具体的事从来就是手的任务。而脚趾比手指短，因此脚趾的前屈程度小，就算尽到最大能力前屈，也达不到手握拳的程度。因此脚趾解剖结构的局限性，决定了它不能随意拿住生活中的任何工具，完全代替手的功能是不可能的。只有训练大脚趾和二脚趾的夹力，才能代替手的部分功能。在此基础上训练脚趾同时或依次轮流点弹的能力，具有极大的可能性。

在一般人的生活中，没有特别需要用脚趾向前屈伸做点弹动作，训练起来非常艰难，更不要说用脚趾弹钢琴了。但用脚趾点击电脑键盘打字，对上肢残疾人来说却是应该训练的再生能力。

第三，心理上对脚的原始机能印迹、习惯、惰性转变的培养，实质上就是对情感和意志的培养。每当代替能力训练遇到困难、动作做得不协调甚至失败时，会产生烦躁情绪，会觉得自己的脚趾太笨了，比手指机能差得太远。因为这是把人类手脚千万年以来的原有机能彻底颠倒的大改造工程，有困难是必然的。所以一定要随时提醒自己，调整好心态。脚既要走路，又要让它穿衣，"拿勺"吃饭，拿笔写字，点弹电脑键盘打字……当你想到这些，你的心态一定会平静很多。你一定会更爱自己的两只脚！

在进行以脚代手的机能和身体素质训练过程中，应特别注意采用科学的训练方法。例如：在做髋关节柔韧性训练时，腿后侧肌肉、韧带常会产生痛感，这是不经常做这种柔韧性训练的必然现象。只要逐渐加大压力，并在训练开始前针对大腿、髋关节周围组织做好充分的准备活动，避免拉伤，即可开始训练。

其次，在训练过程中还应特别注意自我心理暗示。无论在训练过程有没有遇到困难，都要养成这个习惯。随着动作节奏，进行自我激励的心理暗示。如"排山倒海"、"顶天立地"、"不成功决不罢休"等意念的心理暗示。

这种"身心合一"的健身方法，是中国千百年来独有的秘诀，是一种与世界上其他健身术完全不同的诀窍，是一种非常科学的方法，如果运用得当，会有奇效。

第四，上肢残疾人在进行脚的再生能力训练之前，首先要进行相关身体素质的训练。身体素质训练的内容主要包括：大脚趾和二脚趾的夹力训练，屈伸脚趾的灵活性和协调性训练，每只脚趾点弹和依次轮流点弹的灵巧、速度的训练。同时注意进行踝、膝、髋等各关节和脚趾向前、向左、向右屈伸的灵活性、协调性的训练。因为脚在练习点弹电脑键盘时，如果大腿的几个关节不能协调配合屈伸动作的，就会直接影响训练效果。下一步可以直接在电脑键盘上进行点弹的操作训练。

身体素质训练在选择动作时，其动作结构必须与所要训练的再生动作技能的结构相似，即动作的运动方向、幅度大小类似，如踝、膝、髋各关节的屈伸、左右旋转以及关节灵活性和协调性的训练等。

第五，进行再生能力动作机能的训练。在进行动作结构相似的身体素质训练的基础上，可以开始进行以脚代替手的技能的训练。而且应注意，在身体素质训练进入成熟阶段时，就应该及时转入实用再生能力的训练，并把身体素质的训练与再生代替能力的训练有机结合起来，让身体素质的训练很自然地过渡到实际操作训练。

再生能力的训练，只包括生活能力及文化生活能力的训练，不包括各种专业职业技能的训练，如用脚修理电动设备、书法、绘画、弹钢琴、电脑的专业技能等都属于职业专项技能。传授这些技能是各类职业专家、教授的职责，而不是我们的工作。如果再生能力训练能为相关专业技能的训练打好基础，就很令我们欣慰了。

2. 以脚代手再生能力的训练顺序

第一步：训练大脚趾和二脚趾的夹力以及与其他脚趾协调配合的能力，先解决吃饭、穿衣问题。

第二步：在穿衣能力的训练中，是先穿上衣还是先穿裤子，由练习者根据自己上肢的残疾情况决定。

第三步：训练刷牙的能力。此时，练习者需要把牙刷拿到嘴边，因此需要髋关节有一定的柔韧素质。刷牙不同于"拿勺子"吃饭，吃饭不需要把脚长时间停在嘴边，而刷牙需要脚停在嘴边一定时间，而且还要上下左右移动，这就增加对髋关节柔韧性的要求。其难点在于"暂停"。

第四步：明确训练目的。训练者应根据自己的兴趣、爱好、参与社会生活的目标职业来确定训练目的。如从事与电脑有关的某种职业，就需进行脚趾点击键盘能力的训练；有人想从事书法、绘画，那么就得从相关技能的基本功训练开始；但是书法、绘画基本功训练的难度，要比一般的生活能力训练难度大得多。不仅需要大脚趾二脚趾夹住笔，还需要控制笔的走向变化和笔锋的格调技巧，要经得起千百次失败的考验。

在进行书法、绘画的训练时，建议先从"一、丨、丿、丶、〇、囗、△、十、厂、匚、冂、八、人、儿、亠、氵、尸、阝"等简单的偏旁部首或笔画开始，再慢慢过渡到复杂文字的书写，更要随时注意自己选定的字体、风格的训练。

绘画技能训练则是极其复杂的，要具有多学科的知识，还要对世间的万事万物抱有激情，对大自然的美要能敏锐感悟等等。绘画爱好者可以请求专家指导。

用脚趾代替手指弹钢琴的动作技能训练，应在点击电脑键盘的基础上进行，因为脚趾之间的跨度要比手指之间的跨度小，加上脚趾又比手指短，两脚交叉弹奏有很大困难，在训练过程中，只能以左脚趾点击配音键，右脚趾弹主旋律，这是身体的天然结构在限制上肢残疾人钢琴演奏的水平。到目前为止，尚未有最有效的训练办法。对此有兴趣的残疾朋友们可以共同研究探讨。

用两脚弹钢琴之所以重要，不仅因为这是文化生活技能，也是因为这是掌握其他再生能力的重要训练手段，特别是当两只脚在同一时间内要做两种不同动作的时候。如一只脚"拿勺子"吃饭，而另一只脚"拿勺子"喝汤等动作，就需要两脚如同弹钢琴一样互相配合的能力。

到目前为止，世界上以脚代替手的再生能力的训练，是否已经发展到了顶点，再不可能创造出新的再生代替能力了呢？这种再生代替能力的系统工程难道到此结束了吗？

不是的。事物的发展始终是动态的，只有相对的"静止"，没有绝对的静止。脚的代替能力也不例外。它还有极大的拓展空间，发展脚的代替能力对于扩大残疾人职业门类具有极大的意义。相信残疾人一定能够创造更多的人间奇迹。

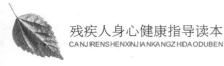

3. 下面以图解说明以脚代手能力训练的内容：

① 两腿负重大脚趾和二脚趾夹力训练

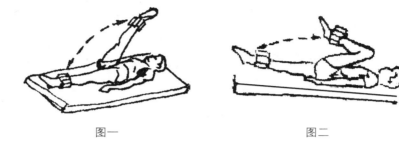

图一　　　　　　　　　　　图二

② 腿髋关节柔韧性训练

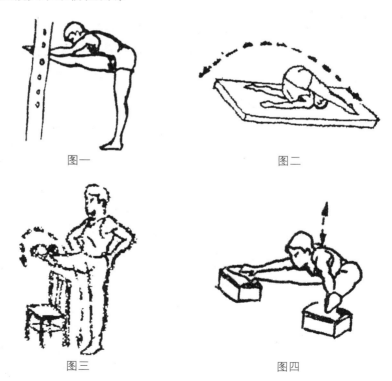

图一　　　　　　　　　　　图二

图三　　　　　　　　　　　图四

226

在上述锻炼的基础上，接下来可以坐在床上或椅子上，左（右）脚举向嘴边，正式"拿起"勺子、牙刷做吃饭、刷牙、穿衣、洗脸的实际操作训练。

脚趾点击能力训练起来有一定难度，但真正的训练过程并不像人们想象中那么困难。因为这项能力不需要专门的素质训练，日常生活中的许多动作，如走、跑、跳、登山、上楼等，都必须用脚趾和前脚掌共同完成，在不知不觉中，脚趾和前脚掌的力量素质特别是腕髋关节的灵巧素质，就都得到了锻炼。这就基本能满足两脚大脚趾点击活动的需要。但如果要掌握用脚操作电脑的能力，特别是电脑职业技能，那么关键还是要熟练掌握相应的英语和汉语拼音知识，并掌握根据需要点击鼠标运行程序的方法。因此在训练两只脚的脚趾点击能力的同时，也必须学习掌握英语以及汉语拼音，才能尽快掌握计算机技能。实际操作可直接在键盘和鼠标上进行训练。

4. 再生能力训练的注意事项

每次训练的强度和运动量要科学，要根据个人身体素质和健康情况来确定。如：训练时间，每天训练的次数（最好一天训练两次），每次训练几组，每组做多少次，每组之间休息多长时间，训练开始前和结束后做什么准备活动和放松活动等，这些都要科学安排，心中有数。下面举例说明：

一位 30 岁的女性，身体其他部位健康，虽然上肢残疾，但两腿功能完全正常，她训练髋关节柔韧性的计划是：

每天训练两次，一次在上午 9 点，一次在午后 3 点。每次半小时。先做准备活动，活动内容是：

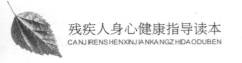
①行走及慢跑 3 分钟。

②边走边向前踢腿，两腿交替，连续走 10 米，然后向后转再走 10 米。休息 3 分钟，再做一次。

③休息 3 分钟后，再作以上两组动作。

④然后休息 5 分钟，再开始做腰部左右旋转动作，当感觉非常舒服时即可停止。但这个动作不要过快，要做得很伸展。

⑤开始做压腿的训练，如之前的腿髋关节柔韧性训练图解的规定动作。

她的训练规划是：

第一周：开始训练，每天上述 4 组动作左右腿各做 5 次，休息 3 分钟，共做 3 组（即 3 个 5 次），为"低强度"，"中等密度"。

第二周：做同上动作，但次数增加到 8 次，休息 2 分钟，共做 5 组。这周的运动定为"中等强度"和"中等密度"，连续做一个月。如果练习者自我感觉良好，只是大脚后侧肌肉、韧带有点痛感，但经过休息和按摩，很快（当日）就能恢复正常的话，这种运动安排就是科学、合理的。

以后的训练强度和密度的调整，应根据训练效果，逐步加大强度，但每两组动作之间的休息时间可以不变，直至实际训练到脚靠近嘴，最后转入实际用脚"拿勺子"吃饭、"拿牙刷"刷牙、穿衣等实际生活能力的训练。

这样安排训练方案，可以避免发生外伤，如果练习者训练后身体没有产生不舒服或过度疲劳的感觉，表明方案比较科学合理。上述案例仅供读者参考。

（二）肢体偏瘫再生能力的训练

目前在医药学界，对因脑出血、脑栓塞导致的肢体偏瘫，尚无有效的药品。西医护理人员或医生一般会提醒患者出院后要活动，至于怎么活动、注意什么，并没有具体的说明，致使许多患者未能摆脱肢体偏瘫的后遗症。

上述类型的偏瘫患者，进行再生能力训练可以取得很好的效果。患者在医院治疗时注射的药物，需要有一个吸收的过程，因此患者会出现"暂时性左（右）侧肢体偏瘫"现象。但其实患者的运动中枢及运动神经末梢并没有坏死。因此，如果患者经过一个短时间的药物吸收过程后进行检查，身体状况允许的前提下，可以进行再生能力训练，通过训练可以恢复手臂和腿脚的一部分功能。除了年龄偏大、体质衰弱、残疾时间过久或患有不宜进行身体康复训练的心血管系统等禁忌症的患者以外，许多患者都通过再生能力训练，使肢体恢复了正常活动。

我们经常能在公共场所，如公园、公交车上，遇到肢体偏瘫残疾人，询问发现，绝大多数是脑出血造成的，而后又未能及时通过训练康复，这是非常让人痛心的一件事。

关于肢体偏瘫再生能力的训练，我们总结出以下四点：

①只要运动中枢、四肢运动神经末梢没有坏死，也就是四肢、手指、脚趾还能活动，即使只有微弱的屈伸能力，通过再生能力的训练，也有希望恢复健康。

②致残时间长短、患者年龄大小、身体健康状况直接影响康复速度。

③肢体偏瘫残疾人自身的身体素质强弱，也会影响再生能力训练的效果。

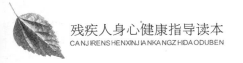

④患者能否对无药再生能力训练坚信不疑，一丝不苟地认真按照规定，在家人同伴帮助下按时训练，是决定肢体能否恢复自主活动能力的关键。

有一些偏瘫患者，对于肢体偏瘫再生能力的训练效果抱有怀疑的心理，认为就连名牌医院、名医都对脑出血造成的肢体偏瘫后遗症束手无策，不用任何药物，只做训练就能康复，简直是天方夜谭。有这种想法不奇怪。但世上的许多事，都要是突破常态才能得到发展。对于没有经历过的事物，人们常会有心理认知误区。如果不排除这种认知误区的干扰，可能会留下终身遗憾。

事实还证明，抱有怀疑心理的时间越长，再生能力训练的质量就越差，康复也就越困难，应予以避免。

为了避免在再生能力训练中发生意外事故，应注意以下五点：

①在进行瘫肢再生能力训练之前，练习者必须进行全面身体检查。特别应进行心脑血管系统的检查，绝不能大意。

②避免"屏气用力"。所谓"屏气用力"，就是指生活中非要用全力憋着一口气去做的事，比如拿一件重量大的物件，又如在便秘或排便困难时，常有人会憋着气，用全力收缩肛门括约肌，企图加速排便。其实这是一种错误而危险的坏习惯，特别是对于患有高血压的病人而言。因为肛门括约肌虽然是随意肌，你想让它收缩还是放松随你指挥，但人的排便靠的是肠的自主蠕动，推动粪便排出体外。从结肠开始，每天有两三次强烈的肠道收缩，将粪便推向直肠，这时隔肌、腹肌，特别是腹肌通过有意识的从上到下的滚动收缩，可以增大腹压，迫使粪便排出。这时，肛门括约肌处在"宽

息"状态，不能用力收缩，否则反而会影响粪便的顺利排出，并且，由于血液会突然冲向颈动脉和头部毛细血管，甚至会造成脑出血的严重后果。

③严禁"体位突变"。所谓体位突变就是指一个人长时间处在仰卧、坐或蹲的姿势，猛然快速改为垂直站立。为什么严禁这种"体位突变"呢？这种生活中常见的动作，对于那些年龄不大、身体健康的青少年来说，虽然错误但也不是什么了不起的毛病。但对于身体衰弱人群，特别是睡眠不足或严重失眠者，突然站起常常会眼前冒金花、头昏脑涨。对于患有高血压、心动过速的人群，或者高龄、体弱多病、贫血的人群，因突然快速垂直站立，脑血管血液受地心引力的影响，常会出现脑贫血而突然昏倒的危险后果，甚至有人因此在厕所摔倒而死亡。因此有上述问题的人群，千万注意要改掉身体突然垂直站立的习惯，即使在紧急的情况下也不要这样。在仰卧时，应先向侧方滚身成俯卧姿势，屈腿跪坐，接着抬起臀部，上身抬起，最后再站立起来。如果处在蹲的姿势，一定要先抬起臀部，再抬起上身，即可避免发生意外。

④切忌劳心过度。有些人习惯以自己的思维方式、个性去管束别人，过去是丈夫管妻子，现在是妻子管丈夫，父母管孩子。其实父母只有启发、诱导的权利，没有命令、打骂孩子的权利。因为管束家人，造成对方情绪反弹或产生纠纷，自己也会受到坏情绪的影响。有人因社会上发生的不好的事情，心情激动、气愤得不得了。似乎一生气，一切都可以烟消云散。这是不对的。

人们对社会上的种种事物都会有各自的看法，不可能有完全统一的认识。现在很多孩子对父母、老师的管教常采取对抗态度，往往也是因为有自己的看法。但不要为此气得脸红脖子粗，这不仅可能导致脑充血，而且是身心健康的大忌。

世界精神病协会指出：人类已从"躯体疾病时代"进入"心理疾病时代"，心理疾病已成为 21 世纪的"世纪病"，成为人类健康的主要杀手，说明心理疾患的严重性和普遍性。同时，心理状态已被世界卫生组织列为身体健康的指标之一。

人有三种年龄：生理年龄，社会年龄，心理年龄。人的生理年龄是自然生长年龄，不因人的主观愿望改变；社会年龄受社会观念、态度的影响；心理年龄则受每个人的个性，对万事万物的认知，传统观念，习惯，所处环境等影响，特别是为心灵境界所左右。21 世纪的青少年、中老年，普遍存在心理年龄过早衰老的现象。

许多残疾人的心理年龄也会过早衰老，这并不奇怪。如果一位残疾人致残后，不能正常生活又不能参与社会生活，却毫无思虑，反而不正常。残疾的事实虽然不可改变，但这绝不意味着人生走到了绝路。任何人要想生活得更美好，都需要经历艰辛的奋斗。当然也有一条退路：放弃自己随波逐流。这后一条路看起来似乎很好走，但一定是令人痛心的路，后悔的路，没有欢乐只有悲伤的路，通往悲惨的结局。相信聪明的残疾朋友，一定会选择值得自豪的幸福而又辛苦的奋斗之路。

1. 肢体偏瘫再生能力的训练方法

①患者先用热水烫脚 20 至 30 分钟，接着由家人或护理人员帮助做患肢的脚部按摩，如图一至图六，做脚趾、脚掌、脚跟这三个

部分的按摩。先做脚趾的轮流分合的按摩，再做脚趾的上下推压按摩之后做脚心、脚掌、脚背的按摩，最后做脚跟的按摩。

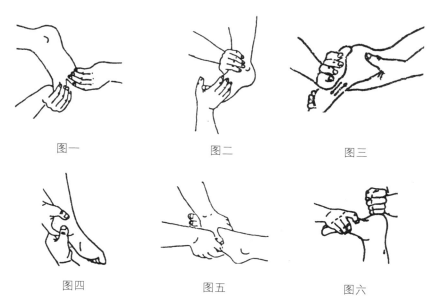

图一　　　　　　　　图二　　　　　　　　图三

图四　　　　　　　　图五　　　　　　　　图六

②进行脚踝关节及跟腱的按摩

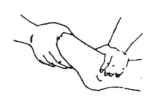

图七

一手握脚趾，另一只手做脚腕按摩，用手掌在脚腕上方反复推揉。

233

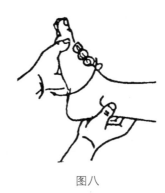

图八

一手握住前脚掌，另一只手的拇指按摩跟腱，其他四只手指在脚的另一侧按摩跟腱。

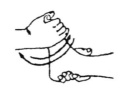

图九

一只手托住患者脚跟，另一只手握住前脚掌，先从左向右摇旋各3次，休息一分钟后，再从右向左摇旋3次。两次摇旋360度，即一周。休息放松2分钟后重复以上做法，再做三次。一只手握患者前脚掌，另一只手托住患者脚跟。握脚的手试着逐渐加大力度向脚背方向推压，连续推压3~5次后暂停，并减轻压力。一分钟后接着做以上动作。再放松2分钟后重复以上动作，但向前压脚背时，改成压住不动，1分钟后做放松活动。如此反复做3次。最后做脚腕、跟腱的放松活动。

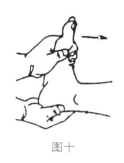

图十

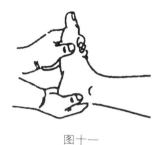

图十一

③做腿的按摩

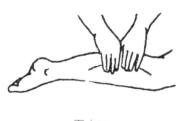

图十二

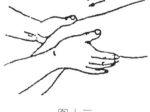

图十三

做腿的全面按摩。特别注意对踝、膝、髋三个关节周围肌群进行按摩，其次就是要加重大腿屈伸的肌群的按摩。

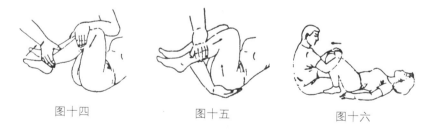

图十四　　　　　图十五　　　　　图十六

在上一阶段按摩的基础上，即可顺利地转入腿的屈伸按摩。腿的屈伸按摩，刚开始需要家人或保健看护人逐渐施加压力，以人工

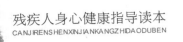

帮助患者被动屈伸，要逐渐加大屈伸程度。这时患者会有疼痛感，只要患者能够忍耐承受痛感，就在适度的范畴。但注意不要施压过度，以免拉伤肌肉和韧带。在强迫屈腿过程中，一定要注意压揉痛点。

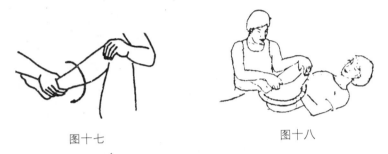

图十七 图十八

接着做膝、髋关节的按摩。这与简单屈伸不同，是小腿和大腿从左向右，再从右向左旋转，反复做。先是脚腕、膝、髋三个关节轮流旋转360度，接着让上述三个关节同时旋转。每次旋转，向左向右各做3~5次，休息一分钟，并做放松动作。再连续从左向右和从右向左各旋转5次。共做3个5次。最后做放松动作。整条腿的按摩一定要按上述步骤进行，并要注意避免外伤。

④手臂的按摩屈伸的训练，顺序和方法如图十九、二十、二十一、二十二、二十三、二十四，是单个手指的训练。具体做法是屈伸、拉压，每次拉压和强迫屈伸5~10次，注意要逐渐加大压力，不要急于求成，一次压成握拳的程度。当然，如果有人能在不勉强的情况下一次压到握拳程度更好。做完5~10次屈伸后，要放松休息1~2分钟，接着连续做3~5组，每一组做5~10次"被动屈伸"后休息1~2分钟，并做放松活动。所谓"被动屈伸"就是家人或保健护理人员帮忙施加外力，迫使患者手指被动做成屈伸动作。这

不是几天训练就能实现的，患者和护理人员都不要急于求成。

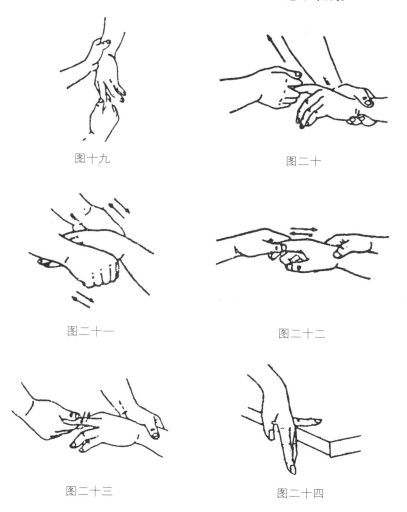

图十九

图二十

图二十一

图二十二

图二十三

图二十四

⑤手腕关节柔韧性的训练

首先对手腕关节人工加热，加快手腕关节及关节周围组织毛细血管的血流速度，为手腕关节做柔韧性训练提供条件。如图二十五至二十七。

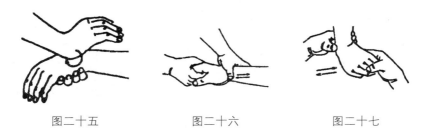

图二十五   图二十六   图二十七

在进行图二十八到三十（手腕关节上下左右屈伸训练）时，开始时不要用力过猛，应逐渐增大上下左右屈伸的助力，使患者在被动用力和主动用力的协调配合下进行训练。无论患者的主动用力有多大，都必须积极配合手腕的屈伸动作。在保健人员的参与下，一组做5到10次，休息一分钟后，再继续做3个10次，最多做5个10次，但一定要保证训练的质量。

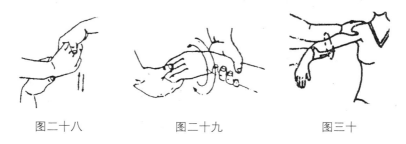

图二十八   图二十九   图三十

⑥肩肘关节柔韧性的训练

在肩肘的训练中，应把肩关节的训练与肘关节的屈伸结合起来进行。一般可先做肘关节的屈伸，同时做臂上举、下垂或向内外收展的训练。肘关节的屈伸功能和肩臂的上举、内收、外展是整个上肢康复的关键，患者一定要坚持到底。

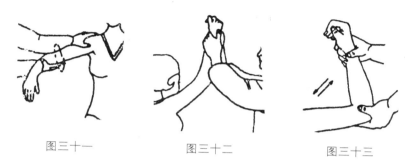

图三十一　　　　　　图三十二　　　　　　图三十三

至于训练的强度和密度，什么时候进行肩肘的训练更有效呢？我们建议肩肘的训练单独进行效果更好。当肩肘训练初有成效后，再和上肢的其他训练一起进行，效果可能更好。

⑦自主用力训练

当通过上述六个步骤的训练之后，当患者能够支撑在桌子和墙壁上时，即可独立进行以下肩部、双腿屈伸的自主用力训练。如图三十四至三十八的动作训练。

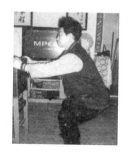 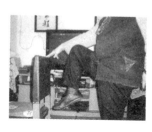 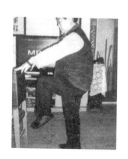

图三十四　　　　　　图三十五　　　　　　图三十六

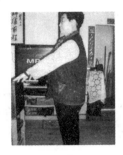

图三十七

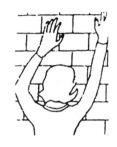

图三十八

患者站立，两臂支撑在桌子或椅子上，左右腿交替屈膝抬起，尽力向上抬，直到小腿与大腿靠近为止。每次左右腿屈膝时，给自己一个心理暗示：想象膝盖已经快碰到自己的鼻子了，这样做效果可能更好一些，不妨一试。

图三十七为两手扶撑在桌子上，两腿下蹲至全蹲后，再起立。在起立时先抬起臀部，然后再抬起上身，成站立姿势。

上面的抬腿屈膝和直立下蹲两个动作可交叉互换进行。刚开始训练时，两个动作可每次连续各做6~8次，最多做12次。休息1~2分钟，共做3个6~8次，或者做两个12次，每做一组中间应休息1~2分钟。

在做图三十八的动作时，应分腿面对墙站立，先把两手分开撑在墙上，然后两腿下蹲，直至把两肩关节完全拉直，上身和肩部逐渐用力向墙压靠，使肩关节完全靠在墙上。保持动作3分钟后，休息1分钟，之后再继续做4~6次。

2. 肢体残疾再生能力训练的注意事项

①前面介绍的所有训练手段，都是为了强化上下肢毛细血管的

供氧能力，同时促进运动神经系统尽快恢复常态，从而使偏瘫肢体得到康复，所以，在训练按摩过程中，不需要针对上下肢体穴位进行按摩，只做保健性质的按摩即可。

②在接受保健师或家人按摩的时候，患者应主动用力配合，即使是处在不能自主活动的状态下，也要从心理、意念上进行"自主用力"的配合。这种身心合一的配合，将会取得意外的疗效。

③训练者每天、每周的训练强度、训练量和密度，一定要根据自身健康情况，科学合理地安排，过多有害健康，过少又会影响训练效果，如有疑问请参看本章第三节内容。

④在再生能力训练过程中，应定期进行身体检查，以保证安全。

⑤再生能力的训练到什么时候为止？肢体康复训练成功之后即可停止，但健身活动的习惯应一生保持。

⑥在偏瘫肢体再生能力的训练过程中，患者只要能够站立走动，即可在看护人的扶持下试走。但要特别注意，绝不可以"直腿点脚小步走"，而应该屈膝抬腿走。因为直腿点脚走多了，对瘫痪部位的训练会产生反效果，又要反过来训练屈膝抬腿和足踝关节灵活性。有的患者甚至可能产生"能走总比不能走强"的错误想法，请相信，只要按照本书科学的再生能力训练方法进行训练，完全可以实现康复。

有一些偏瘫患者习惯以小步直腿脚点地走，这是瘫肢恢复活动过程中，因无人指正、没有进行科学训练造成。在这里要特别提醒直腿点脚小步点地走的偏瘫患者，或者仅能以直腿走路的偏瘫患

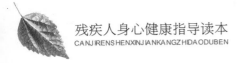
者，一定要坚持进行屈膝举腿的训练，以便肢体尽快恢复正常功能。

另外还有手臂不能弯曲、脚趾不能自由屈伸的偏瘫患者（在这里仅限因脑出血造成偏瘫的患者），请参加偏瘫再生能力的训练，争取早日康复。

3. 性生活能力的自我训练

性生活是人类的本能，是正常生理需要。无论男人还是女人，无论残疾人还是健全人都不例外。

性心理需求的强弱，受每个人的健康状况、性伴侣关系、对性生活的理解以及做爱时的心理状态所左右。残疾人可能对夫妻性爱后怀孕、生育、养育、教育等一系列困难有更深切的担忧：夫妻都是残疾人，自己的生活都难以维持，又如何抚养教育孩子？更担心的是，万一残疾会遗传，生下一个残疾孩子又该如何应对？其实，现代医学完全可以通过检查确定胎儿是否健康发育，科学孕产也能避免婴儿残疾。可以通过就医、咨询解决困扰，不必因为担心生育问题而影响性生活。

残疾人比较常见的性生活心理障碍，也是比较难以解决的问题，就是由于自身残疾部位影响性交方式，不能随意变换姿势，或者因神经疾患或参与性生活的肌肉群无力，即使勉强做爱也不能尽兴，最终影响性生活质量。

人类的性生活，不仅是为了满足性需要，也是一种社会责任。因此，科学、健康、高质量的性生活特别重要。

中国古代性学中的一些科学主张很值得借鉴。这里摘录周一谋先生所著《中国古代房事养生学》的说法，供读者参考：

古人认为：男女交合要掌握"十机"，若能掌握"十机"，不仅可以使夫妻性生活和谐，而且还有助于受胎怀孕。"十机"的内容可概括为：

第一，交合时机不能太早，也不能太迟，要掌握时机，恰到好处。在妻子月经结束一周后交合，受孕的可能性最大。精子在阴道内可活5至8天，而真正使卵子受精的能力一般只能维持一两天。所以古人强调掌握交合时机才能顺利受孕。

第二，男女双方要配合，彼此协调，力争同时达到性高潮。一般来说，女人性冲动较慢、男人性冲动较快，也有相反的情况。如果性冲动速度不一，就很难获得应有的快感。因此，性兴奋较快的一方要善于克制，耐心等待。性兴奋较慢的一方，应主动加速。双方如能速度保持一致，即可同时达到性高潮，这才是性生活的最佳效果。

第三，男女双方的体质强弱不同，再加上性能力和性认识的差别，可能影响性生活质量，解决的办法是双方相互迁就，激发对方的激情，协调一致。

第四，交合的深浅度。交合深浅度受男性阴茎长短和软硬程度的影响。这个问题在古代是个难题，但在现代已不是问题，可以借助成人用品解决。

第五，所谓"盈虚"，是指阴精的补泄，强调平时要蓄积阴精，交合时方能有所泄。在日常生活中，不能沉积不泄，更不能只泄不积。否则就违背了养生的规律。男女双方性交频繁或过少，都不合

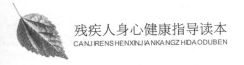

乎养生之道，影响健康。

第六，劳逸结合。一是说房事前从事各种工作要适度，不要过劳并要充分休息，不能精疲力竭地行房；二是房事本身要有节制，不能过多过密，以疲累的身体进行交合也会影响健康。

第七，交合的男女情投意合，相互感应，内心喜悦，情绪轻松愉快，交合的效果才能最好。反之，在忧愁、恼怒、彼此感情不协调的情况下交合，效果一定很差。夫妻双方的感情好坏，不仅直接影响房事的质量，也会影响优生优育。

第八，流产。早期流产不但和女方体质有关，也与男方对待房事的态度有关。急情纵欲，性生活过滥，都容易造成女方流产。早期流产的原因固然很多，纵欲不加抑制是重要原因之一。有些做丈夫的粗暴急躁，肆意纵欲，严重损伤女方的胎气而造成流产，甚至造成习惯性流产，都应加以避免。

第九，"童稚"，说的是男女如果发育不成熟，就不宜交合受孕，年老体衰时也不宜交合受孕。怀孕最好的时机，是男女双方身心发育成熟而外部环境又适合怀孕的时候。

第十，"二火"。只有阴精充满、肾气旺盛，才会产生性欲，这就叫先肾后心，性生活就能坚持。如果肾亏损、阴精虚耗，就不具备交合的条件，仅仅是主观愿望，阳气先失而勉强交合，不可能达到预期的效果。

残疾人夫妻进行性生活能力自我训练的方法：

第一，夫妻换位法：

①男女双方采用卧姿，上下互相换位。

②男在下，女在上，或男在上女在下，采用坐式，互换。

③男女面对侧卧位。

④女方侧卧位，一腿侧上举，男方在女方背后侧卧，两手抱着女方腰部。

⑤女方仰卧分腿前举，男方正面站立床边式。

⑥女方直臂（屈臂）俯撑，屈膝跪在床边，男方站在床边的站立式。

⑦女方跪卧在床上，男方跪立女方身后的跪立式。

上述性生活姿势，残疾夫妇可根据具体情况试用。

第二，性生活相关身体素质的自我训练

①腹、背、腰三个部位，分布着参与性生活的主要肌群。性生活是不仅要求腹、背、腰肌具有一定的力量素质，还要有速度素质。而且性爱接近高潮时，需要加快速度，才能使双方得到性满足。因此，身体素质训练时应该注意腹、腰、背部的速度和力量训练。为了保证性生活质量而进行身体素质训练，其意义并没有引起人们的足够重视。在性爱过程中经常会发生满头大汗、气喘吁吁、心跳加速的现象，体弱多病者只好中途暂停，男女双方不欢而散。这些情况都可以通过必要的身体素质训练来改善。

②腹、腰、背三个部位速度力量的训练方法：

在训练中，根据残疾的不同部位，可选择不同方法：如果是上肢残疾，就以两腿屈伸带动腹、背、腰进行速度力量训练，如果下肢残疾，就以上身带动腹、背进行训练。

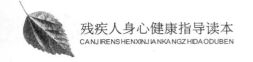

训练一（图一至图二）：

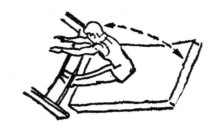

图一　仰卧体前屈

助手压住练习者的脚背，练习者上身抬起前屈，两臂随着身体前屈动作移动，反复做。

仰卧收腹举腿，脚尖尽力在头上方点地，反复做。

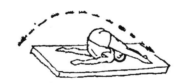

图二　仰卧收腹举腿头上触地

做的次数应逐渐增，如 3～5 次为一组。训练时可从每组做 5 次开始，连续做 3 组（即 3 个 5 次），中间休息 1 分钟。经过 10 天后，每组做 7 次，仍做 3 组，中间休息 1 分钟。再隔 10 天后，增加到 10 次，仍做 3 组，即 3 个 10 次。坚持两个月后，如果已经到达自己的极限，就不要再增加每组的次数，一直坚持下去，即可达到理想效果。

在自我训练过程中，图一和图二两个动作可以轮流交替进行，这样效果最好。如果因残疾部位的限制只能做其中一种，也能有一定的效果。

训练二（图三至图五）：

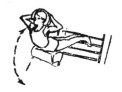

图三　体前后屈

俯卧在铺软被的桌子边上，上体由下垂姿势开始，两臂后屈抱头，上体做前后屈伸动作。

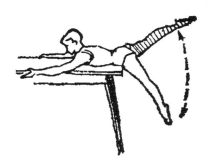

图四　俯卧在桌子上，腿依次后摆

图四与图三动作恰恰相反，上身俯卧在桌子上，两手分别握住桌子两侧，两腿前后摆动。每组连续做 5～8 次，休息 1 分钟后再做 5～8 次，一开始每做 3 组运动后，休息 3 分钟，再做 3 组即可结束。以后训练时，要和图一、图二的动作结合、交叉进行。至少连续训练两个月，然后根据身体状况，自己增加组数和每组的次

数，但应量力而行，万万不可过度。如果每天训练两次，那么上午一次下午一次，训练的效果最好。

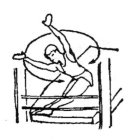

图五　助手压脚背，直角
坐，臂上举体回旋

　　训练者坐在床上，由助手压住双脚，两臂上举，上体向左或向右旋转 360 度，手臂跟着上体旋转，臀部尽量不动，否则训练的效果就会大受影响。每组向左向右旋转的次数一般为 3～5 次，中间休息一分钟，每次训练时做 5 组，然后逐渐增加组数，最多增加到10 组，每组之间注意休息。

　　训练三（图六）：

　　面向前方，屈体 90°，两臂伸直，两手撑在桌子边上，做动作时，两臂始终伸直，抬头，胸、腹、髋充分挺出，身体成反弓形，吸气，之后再恢复开始姿势，这时应呼气。反复做，要特别注意充分呼气和吸气，挺身时吸气，屈体时呼气，整个动作过程中

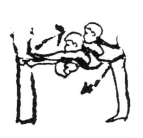

图六

千万不要有两臂屈伸动作。

做这个动作时，不要贪快，要把身体完全挺成反弓形之后再回到开始的姿势。这个动作不仅有助于胸腹的充分屈伸，还带动了内脏系统的活动，使整个脊柱关节都得到了锻炼。美国有一种电动健身器，其运动方式和我们设计的上述动作结构完全一样，但要花费几千元。

图六这个动作要与图一至图五的动作相结合。前面的五个动作做完之后，再做图六的动作。在自我训练时要注意，图六动作要做得充分到位，才有最佳的效果。

训练四：心血管耐力的训练

所谓心血管耐力的训练，就是提高在一定时间内，身体活动过程中，心血管的承受能力。在进行房事时，有人无论做爱时间长短、速度快慢，都能保持正常状态。有人则大汗淋漓，上气不接下气，甚至出现虚脱现象。在医院里有时会收到这样的患者，就是心血管耐力差造成的。因此，要想使男女双方的性爱过程和谐完美，心血管耐力的训练不容忽视。训练方法如下：

①走步，每分钟走 100 步，可以走 5 分钟、10 分钟、15 分钟或 20 分钟，走的时间应逐渐增加，但也不能过长。

②下肢残疾又能单腿走路的残疾人，可借助拐杖行走，但要尽量快走，否则就达不到训练的目的。

③如果下肢完全不能行走，如有轮椅，就用双手推动轮椅快走，每次推 10～20 米，再返回推 10～20 米。但要注意，在训练前一定要检查血压和脉搏变化，不能大意。凡进行心血管耐力训练的

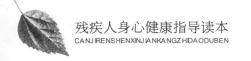

读者，请参照本章第二节中所列的禁忌症进行自查。

第四节　脑瘫再生代偿能力训练

　　人类代偿能力是与生俱来的，各器官系统代偿能力的巨大潜在机能，被残疾人自己或在监护人帮助下，在没有任何理论专著参考的条件下，自发地创造出让人难以想象的奇迹。这对相关专业的理论的充实和发展有重大的补充和推动作用。所以各器官系统的代偿能力，之所以不能称之为代替能力，其主要依据是：代替能力是肢体骨骼肌肉系统在运动神经系统的统一指挥下，改变人类解剖结构机能的再生能力训练。而器官系统的代偿能力，则是把某些器官系统固有的生理机能，从暂时丧失，通过再生能力的训练使之再度恢复，或者将相关器官系统的感觉机能或潜在功能充分挖掘出来，以应对生存的挑战。这种训练是前所未有的，是受残疾人成功案例启发而创造出来的。可供推广利用。

　　现在的任务就是如何把残疾人无意识的创造成果，经过系统化、科学化的整理、提升，使之更具有全面性、普遍性、指导性，从而成功地推广应用，使广大的残疾人通过再生代偿能力的训练，既能实现生活自理，又能参加社会活动，以解除残疾人的忧伤、绝望和痛楚，唤起他们自强、自立、自救的信心和希望，看到实现梦想的光明之路，这就是我们撰写本书的目的和最高理想。

残疾人再生代偿能力的训练，有严格科学的过程。各种器官系统的再生代偿能力的训练过程并不完全相同，因为某一器官系统的再生代偿能力，是在不同器官的固有机能或感觉参与、作用下实现的。

由于各种器官系统再生代偿能力训练过程各不相同，所采取的训练手段、方法也有不同的特点。

脑瘫再生能力的训练，其目的是通过符合客观规律并有针对性的长期反复训练，使脑瘫患者得到相当程度的康复，回归主流社会，成为自食其力的人，使他们和健全人一样受到社会的承认，得到他人的尊重。因此，对于脑瘫患者，不仅要在大脑缺陷方面进行补偿训练，还要在思维智能、品格修养、生活自理及职业技能等方面进行有针对性的训练，重在潜意识的开发和重塑。通过增加对大脑细胞的刺激频率，促进大脑机能的补偿，提高脑瘫患者的感受能力、思维能力、动作协调能力，使其得到较全面的发展，接近或达到健全人的水平。

专家研究结果显示，人的左右脑有不同的功能，左脑称为"学术脑"，主逻辑思维，主管逻辑、语言、顺序、数学、符号和分析等，语言、数学、逻辑思维等方面的训练可以刺激左脑发育。右脑称为"艺术脑"，主形象思维，主管韵律、节奏、图画、情感、创造力、想象力等，舞蹈、音乐、绘画等训练对右脑发育有极大作用。

由于脑瘫患者发病原因不同，脑部损伤部位不同，表现症状也不同，在训练过程中，要对训练内容有所选择，针对不同的人，选择不同的训练方法，因材施教。同时，在训练中要注意趣味性、游戏性、持久性、反复性，不断强化，以提高受训者的兴奋度，建立新的条件反射，从而达到训练目的。

对于脑瘫患者的训练，原则上越早越好，儿童期效果最明显。0~7岁是大脑发育最快的时期，也是训练的最佳时期，这个时期可塑性强，如果抓住时机从医学、心理学、社会学等角度进行干预，将获得良好的康复效果。一般情况下，患儿经过系统训练，可到普通小学就读。年龄越大，康复效果越差，成年后训练效果将大打折扣，但只要坚持，也会有奇迹产生。

沈阳智残者刘某经国家医疗部门鉴定为国家智残标准二级（较重级别），其母亲是一位大学副教授，由于工作繁忙，在孩子幼小时，没有系统地对其进行有针对性的训练。退休后，母亲耐心教孩子识数、玩牌、唱歌、认钟表、买菜、做家务等，经过二十多年锲而不舍的反复训练，刘某已经能读报纸，看各类电视节目，跟随钢琴及播放的碟片唱很多中外名曲，记家庭购物账目，与人交谈，擀饺子皮，做简单的饭菜，收拾房间，基本实现了生活自理。2010年经国家医疗部门鉴定，已达到国家智残标准四级（最轻级别），基本上接近健全人水平。

刘某的案例表明：正规、系统的训练，会收到比较理想的康复结果，训练的重点应该是行为能力及智力能力，主要训练方法包括：制定训练题目，选择训练器具，反复操作，逐项评估，以确定训练效果。实际训练时可以每天选择不同的题目，反复进行。

需要特别指出的是，由于脑瘫患者大都不具有正常的思维能力，因此，对于他们的训练，主要应在家庭中由其监护人完成；在专门训练机构，则应由专业训练人员完成。由于脑瘫患者的认知能力较弱，训练会是一个长期艰苦的过程，不能一蹴而就，因此施训人员要有极大的耐心、爱心和责任心，同时要注意以下几个方面：

1. 注意开发和重塑受训者的潜在能力，根据受训者的具体情况，选择不同的训练方法和内容。帮助受训者下定决心，建立信心，树立恒心，坚持不懈。

2. 训练过程中，要充分调动受训者的主观能动性，在训练内容完成质量较好的时候，施训者应当对受训者给予适当的表扬、奖励。在训练内容完成得不好的情况下，施训者要勉励受训者，鼓励受训者建立信心，防止厌倦情绪，保证以后训练项目更好地完成。

3. 制定科学的训练计划，每天可根据情况选择训练内容，训练时间一般不少于两小时（可分时段进行）。训练中要由浅入深，由简到繁，坚持小步走、多循环的原则。训练程序分解步骤要细致。虽然每一个课题训练都各有侧重，但要注意促进受训者手、眼、口、脑同时使用。因为孤立的刺激很容易忘却，所以，每次选的训练内容要不断重复，通过重复来强化刺激，优化效果，以提高受训者的注意力和记忆力。

4. 训练应在轻松愉快的氛围中进行，施训者应面带微笑，语速和动作要缓慢，语调要温和亲切，杜绝粗暴强制的训练模式，以免引起受训者的恐惧心理，影响训练效果。

5. 施训者和受训者的距离要贴近，太远距离很难产生刺激效果，近距离能让受训者的视野被当前事物所占据，减少外界干扰，提高注意力的稳定性。

6. 训练过程中，施训者应随时掌控受训者的情绪，一旦发现受训者有烦躁、厌倦或逆反心理，要及时采取措施，或终止训练，或转换话题，待受训者情绪稳定时再继续进行。

一、行为能力训练

（一）感知能力训练

目的：通过训练，帮助受训者了解自身，了解物体的外形，分辨颜色，听清指令，然后作出反应，按照要求完成动作。同时帮助受训者将这种体验应用于日常生活，增强对外界环境的适应能力。

1. 听觉训练

题目1：声音在哪儿

要求：施训者用拨浪鼓、碗筷、摇铃、竹板等，在房间的不同方位发出声音。

受训者能发现在房间的不同方位，由不同玩具、器具等发出的声音，并指出发声的方位及发声的玩具、器具名称。

评估：首次训练完成时间为（　　　）分，建议2分钟内完成。

题目2：琴声变了

要求：施训者用电子琴模仿三种以上不同乐器的音色，演奏同一首乐曲。

受训者能分辨出音色的变化。

评估：首次训练完成时间为（　　）分，建议 2 分钟内完成。

题目 3：服务员

要求：施训者发出明确的指令，如：到书架上把书拿过来，到冰箱里拿两个橘子等。

受训者能听清指令的内容，并正确完成指令动作。

评估：首次训练完成时间为（　　）分，建议 2 分钟内完成。

题目 4：下雨了

要求：施训者通过描述窗外的雨声，雨滴的方向，为受训者讲解下雨这一自然现象。

受训者通过倾听雨滴落下的声音，观察雨滴从天而降的方向，感知"天上在下雨"这件事。

评估：首次训练完成时间（　　）分，建议 1 分钟内完成。

2. 触觉训练

题目 1：我

要求：施训者连续发出口令：五官、肢体、躯干，上下、前后、左右。

受训者根据指令，用手准确触摸自己身体的对应部位，能分清自身的上下、前后、左右。

评估：首次训练完成时间为（　　）分，建议 5 分钟内完成。

题目 2：抓宝

要求：施训者准备一个布袋，里面放入 4 个大小、软硬、形状各不相同的物品（不要放尖锐物品，以免划伤扎伤皮肤）。

受训者用手依次拿出布袋里的 4 个物品，能说清物品的大、

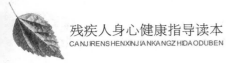

小、软、硬及大致形状。

评估：首次训练完成时间为（　　　）分，建议 5 分钟内完成。

题目 3：打算盘

要求：施训者准备一个算盘，讲清算盘横梁上方每个珠代表数字 5，横梁下每个珠代表数字 1。用右手拇指向上推横梁下方的珠，表示加 1，用食指向下拨横梁下的一个珠，表示减 1。用食指向下拨横梁上方的一个珠，表示加 5，向上拨横梁上方的一个珠，表示减 5。

受训者能根据指令拨动算盘珠。

评估：记录训练完成时间为（　　　）分。

题目 4：送货员

要求：施训者准备有一定重量的物品（重量因人而定），发出携带物品行走的指令。

受训者能提起、举起、背起物品上下楼梯和行走。

评估：首次训练完成时间为（　　　）分，建议 10 分钟内完成。

3. 视觉训练

题目 1：进果园

要求：施训者准备 6 种以上的水果，分别装在不同的容器里。

受训者能分辨出各种水果的名称、颜色和形状。

评估：首次训练完成时间为（　　　）分，建议 5 分钟内完成。

题目 2：你看我

要求：施训者发出对视的指令。

受训者能目不转睛地与施训者对视 2 分钟。

评估：首次训练到受训者眼神游离为止，时间为（　　）分，建议 2 分钟内眼神不离开。

题目 3：几点了

要求：施训者准备一个面盘大并且带有 1 至 12 刻度的钟表。讲解秒、分、点的概念，逐渐讲清如何读出表盘所表示的时间。

受训者通过反复训练，建立时间观念。

评估：记录训练完成时间。

题目 4：看连环画或电视播出的动画片

要求：施训者准备一本故事情节连贯的连环画册或选择电视播出的动画片，讲解内容。

受训者能看懂画面表达的内容及意境，能理解连环画各个画面之间的关系以及整部作品所表达的故事情节。

4. 嗅觉、味觉训练

题目 1：逛公园

要求：施训者与受训者一起到公园，引导受训者识别花与草的不同气味。

受训者能认真感受花草的芳香，并分清花与草香味的区别。

评估：首次训练完成时间为（　　）分，建议 5 分钟内完成。

题目 2：嗅气味

要求：施训者在两个玻璃瓶中分别装入酒和醋。

受训者通过用鼻子闻两个瓶子中的酒和醋，准确分辨出味道的不同。

评估：首次训练完成时间为（　　）分，建议 1 分钟内完成。

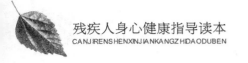

题目 3：炸辣椒油

要求：施训者将炒勺放入少量油，烧热后，放入切碎的干辣椒。

受训者用鼻子分辨炸辣椒油散发出的辣味，并准确描述。

评估：首次训练完成时间为（　　　　）分，建议 1 分钟内完成。

题目 4：品尝佳肴

要求：施训者准备好苦瓜、辣椒、山楂、糖果等，让受训者逐一品尝。

受训者用舌头接触苦、辣、酸、甜等各种味道的食物，分辨不同的味道。

评估：首次训练完成时间为（　　　　）分，建议 5 分钟内完成。

（二）双手功能训练

目的：通过双手，特别是双手十指的训练，促进脑细胞的发育、再生和活跃，进一步增强受训者对外界事物的感知能力和理解能力。

题目 1：夹豆子

要求：施训者准备 20 粒豆子，一双筷子，两个碗，将豆子装在其中一个碗中，讲解夹豆子的要领，示范动作。

受训者能根据交代的要领，右手按正确的方法拿好筷子，将豆子从一个碗夹到另一个碗里。同时数数，夹一个数一个。

评估：首次训练完成时间为（　　　　）分，建议 20 分钟内完成。

题目 2：穿珠串

要求：施训者准备 20 个有孔的珠子（不要太小，以免受训者误吞），一根针（针尖要钝，以免扎手），一根粗线。讲解穿珠串的要领，示范动作。

受训者能根据交代的要领，用右手拇指、食指、中指持针，针尖朝左，左手拇指、食指、中指拿珠，将珠子逐一穿在线上，同时数数，穿一个数一个，最后将珠串的两端打结。

评估：首次训练完成时间为（　　　）分，建议20分钟内完成。

题目3：摆拼图或搭积木

要求：施训者准备拼图、积木，指导受训者按图示要求摆拼图，搭积木。

受训者按指令完成拼图动作，搭积木时要有一定的想象力和创造力。

评估：首次训练完成时间为（　　　）分，建议每项20分钟内完成。

题目4：写字、绘画

要求：施训者准备有关书籍及画册、铅笔及彩笔，在教写字的同时，要求受训者画出与字有关的画或图案。如：写"花"字，画出一朵花，写"桌子"，画出一张桌子。

受训者能按指令学会握笔，完成写字绘画动作，并有一定的想象力和创造力。

评估：首次训练完成时间为（　　　）分，建议20分钟内完成。

（三）运动能力训练

目的：通过肢体动作训练，使受训者逐渐做到感官与机能相配合，掌握动作的力度和速度，增强受训者的平衡能力、协调能力，促进小脑细胞的发育再生及活跃。

题目 1：跑步

要求：施训者根据受训者的身体条件，设计与之相适应的训练计划，包括跑步的步幅、速度及时间等。强调平衡，避免摔倒。

受训者能按分解要领准确地完成跑步动作。

题目 2：跳绳

要求：施训者根据受训者的实际条件，准备一根跳绳，讲清跳绳的要领，示范动作，强调手脚动作协调，避免被绳绊倒。

受训者能根据分解动作要领，完成跳绳动作。

题目 3：跨越

要求：施训者根据受训者的实际条件，选择跳远用的沙坑，讲清起跳和落地的要领，示范动作。强调掌握动作力度，避免摔伤。

受训者能按分解动作要求，逐步学会起跳和落地。

评估：首次训练完成时间为（　　　）分，建议 20 分钟内完成。

题目 4：拍球

要求：施训者根据受训者的实际条件，准备一个与之相适应的球（皮球、排球、篮球），讲清拍球的要领，示范动作。强调手、脚、眼的协调，避免摔倒。

受训者能按分解动作要求，逐步学会用双手拍球，并能做到边走（跑）边拍。

评估：首次训练完成时间为（　　　）分，建议 20 分钟内完成。

（四）语言能力训练

目的：通过训练，能用掌握的语言准确表达主观意图，能用表情、动作表示对他人语言的理解。

题目 1：去动物园

要求：施训者带领受训到动物园，观看并识别各种动物。

受训者能准确说出动物园中所有动物的名称，描述其颜色、花纹、形状、大小。

评估：首次训练完成时间为（　　　）分，建议对每种动物的描述在 1 分钟内完成。

题目 2：送礼物

要求：施训者用手出示一个小礼物，要求受训者说出礼物的名称，并赠送给受训者。

受训者能准确说出施训者所出示的礼物的名称，并有礼貌地接受这个礼物。

评估：首次训练完成时间为（　　　）分，建议 3 分钟内完成。

题目 3：玩加词

要求：施训者说出一个词，受训者在词的前后添加词语，直到完成一个完整的句子。

受训者能根据词义完成添词成句。

例如：施训者先说一个词"写字"，然后不断启发受训者扩充句子。

受训者："贝贝写字。"

受训者："贝贝用彩笔写字。"

受训者："贝贝用彩笔写字很漂亮。"

受训者："贝贝用红色的彩笔写字很漂亮。"

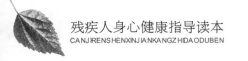

受训者："贝贝用妈妈给买的红色的彩笔写字很漂亮。"

题目4：背诵儿歌、诗词

要求：施训者经常选择不同的儿歌教给受训者，或口授诗词。

受训者有节奏地说儿歌、诗词并能有选择地背诵。

评估：首次训练完成时间为（　　　）分，建议50分钟内完成。

（五）对数字的认识

目的：建立数字概念，是逻辑思维的基础，对于左脑开发有极其重要的作用。但由于数字训练比较枯燥，所以要注意提高训练题目的趣味性，把受训者的情绪调整到兴奋状态。实验表明，人在兴奋状态，体内会释放有利的激素酶和乙酰、胆碱，能把脑细胞状态调整到最佳，从而使训练效果达到最佳。

题目1：分苹果

要求：施训者准备一定数量的玩具或画片代表小朋友，准备一盘苹果，要求受训者将盘内的苹果分给"小朋友"每人一个。

受训者能根据指令将苹果分到位。

题目2：分清多少

要求：施训者准备五个橘子，三个梨，要求受训者说出哪种水果多，哪种水果少。

受训者能说出橘子多，梨少。

题目3：数社区、园区、公园内的休闲座椅

要求：施训者与受训者一起，在社区、园区、公园的休闲座椅上坐一会儿，然后到另一张座椅上再坐一会，接下来第三张、第四张，以此类推，每换一次，进行一次数字的叠加，通过实地体验来建立数字的概念。

题目4：数楼梯

施训者与受训者一同爬楼梯，边爬边数爬过的楼梯有多少级。

受训者能自己数出正确的数字。

（六）生活自理能力训练

目的：通过衣食住行等方面自理能力的训练，使受训者基本上达到生活自理，减轻家人及监护者的负担。

题目1：穿衣服

要求：施训者准备分别带有按扣、尼龙搭扣、拉链、纽扣的衣服。讲清穿衣服的分解动作要领，示范动作。

受训者能按分解动作要领要求，独立穿好衣服（裤子）。

评估：首次训练完成时间为（　　）分，建议10分钟内完成。

题目2：穿袜子、穿鞋

要求：施训者准备袜子以及分别带有拉链、尼龙搭扣、系带的鞋子，讲清穿袜子、鞋子的分解动作要领，示范动作。

受训者能按要求，独立穿好袜子及各种不同类型的鞋子。

评估：首次训练完成时间为（　　）分，建议10分钟内完成。

题目3：刷牙、洗脸、洗脚、梳头

要求：施训者准备好牙刷、杯子、毛巾、脸盆、脚盆、梳子，分别讲清刷牙、洗脸、洗脚、梳头的分解要领，示范动作。

受训者能按分解动作要领要求，用相应器具独立完成刷牙、洗脸、洗脚、梳头的动作过程。

分钟评估：首次训练完成时间为（　　）分，建议每项10分

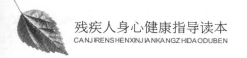

钟内完成。

题目4：开、锁房门（防盗门）

要求：施训者出示钥匙，讲清开、锁房门（防盗门）的分解动作要领，示范动作。

受训者能按分解动作要领要求，独立完成开、锁房门（防盗门）动作。

评估：首次训练完成时间为（　　　）分，建议每项5分钟内完成。

题目5：洗衣服

要求：施训者准备洗衣盆（洗衣机），洗涤用品，脏衣服，讲解洗衣服的分解动作要领，示范动作。

受训者能按分解动作要领要求，独立手洗、机洗衣服。

评估：记录训练完成时间及质量。

题目6：做米饭

要求：施训者准备电饭锅、量米器具，讲清米、水的正确比例及电饭锅的操作要领，强调注意安全，并示范动作。

受训者能按要求完成淘米，水、米按正确比例下锅，盖好锅盖，插上电源，最后按键。

评估：首次训练完成时间为（　　　）分，建议每项15分钟内完成。

题目7：做面食

要求：施训者准备好水、面，讲清和面的要领，并做出面片、面条、饺子皮，示范动作。

受训者能根据分解动作要领，和面团，切面片、面条，擀饺子皮。

评估：首次训练完成时间为（　　　）分钟，建议每项 20 分钟内完成。

题目 8：做菜

要求：施训者准备好肉、蛋及蔬菜，讲清做菜的要领，示范动作。

受训者能按分解动作要领，打蛋、洗肉、洗菜、切肉、切菜，并点火炒菜。

评估：首次训练完成时间为（　　　）分，建议每项 20 分钟内完成。

题目 9：收拾房间

施训者讲解铺床、叠被、扫地、擦灰尘、擦玻璃的要领，做示范动作。

受训者能按分解动作要领要求完成动作过程。

评估：首次训练完成时间为（　　　）分，建议每项 20 分钟内完。

（七）社交能力训练

目的：培养受训者的社交能力，扩大接触范围，学会与别人打交道。扩大视野，了解社会常识。这是促进脑瘫患者回归社会的前提和保证，也是培养感知能力的最终目的。

题目 1：文明用语

要求：施训者讲清"你好"、"请"、"对不起"、"没关系"、

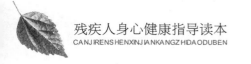

"劳驾"等文明用语的含义，并设定模拟人物、情景，进行演练。

受训者能感受场景，学会文明用语的使用方法。

题目2：乘公交车（火车或飞机等交通工具）

要求：施训者带领受训者乘坐公交车（火车），讲清起始地及目的地，应乘坐的公交线路（车次、航班等），交费方法（投币或刷卡、购票等），然后监护乘车（乘机）。

受训者能准确选择应乘坐的公交车线路（火车车次、飞机航班），会交费，会上车（登机），能在正确站点下车（下机）。

题目3：参加聚会

要求：施训者带领受训者参加各种聚会宴会、婚礼等，将受训者介绍给在场的客人，并向受训者讲清握手、问好及就餐的一般礼节。

受训者能与在场的客人打招呼，并进行简单的交流，与众人一起进餐。

题目4：参观

要求：施训者带领受训者参观博物馆、展览会、纪念馆，参加旅游团的集体旅游。讲清博物馆、展览会、纪念馆及旅游景点的参观目的、参观手续还有参加旅游团的方法。

受训者能有序地参观，适应集体旅游的活动要求，能与其他观众及旅游团的其他成员和睦相处。

二、智力训练

1. 注意力训练

目的：集中注意力是提升智力的基础。智残人最致命的弱点莫过于关注点呈弥散状态，无法将注意力集中在某一点。注意力集中的训练，对脑瘫患者尤为重要。通过注意力训练，在大脑皮层建立强反射区，可以加强对外界事物的感知和反应，为增强逻辑思维及形象思维打下基础。

题目1：杂技顶碗（或书本、报纸、饮料瓶、格尺等）

要求：施训者准备好一个塑料碗，讲清顶碗的要领，示范动作。

受训者双目微闭，将塑料碗顶在头上，端坐在椅子上5分钟（也可放置不同的东西，如碗、书本、报纸、饮料瓶、格尺等）。

评估：首次训练可以掉几次，建议5分钟内头顶物品不掉。

题目2：找到"回家"的路

要求：施训者指着下图讲清"回家"的路线，示范视线随着箭头方向移动。

受训者的视线能从数字"1"开始，沿着箭头指示的方向，逐步移动，直到看到"2"，眼动头不动。

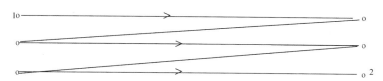

评估：首次扫描所用时间为（　　　　）分钟，建议半分钟内完成。

题目3：不能认错人

要求：施训者强调下列每组数字中都有不同，示范读出一组数字。

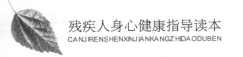
受训者能连续读出下面几组数字。

383833　338338　833833　383383

966996　669966　699669　969966

525225　252252　522525　255225

171771　717117　171717　771177

评估：首次读完全部数字所用时间为（　　）分钟，建议3分钟内读完。

题目4：找到好朋友

要求：施训者讲清下面两行字母中，每行都有两个与大多数字母不同但彼此相同的字符，要求受训者将它们找出来。

受训者能在下面的字符中找到相同字符，并用笔圈出。

DDDDDDDDDODDDDDDDDDDDDDDDDDODDDDDDDDDD

669666666666666666666666666666666666669666666666666

评估：首次找完所用时间为（　　）分钟，建议1分钟内完成。

2. 记忆能力训练

题目1：给我水果

要求：施训者出示一个水果，请受训者说出它的名称（可使用各种水果），然后拿走，再请受训者回忆出水果的名称。

受训者能在水果拿开后，根据记忆说出它的名称。

评估：首次描述所用时间为（　　）分钟，建议1分钟内完成。

题目2：可爱的猫咪

要求：施训者出示一个小猫玩具，请受训者说出它的名称和颜色（可变换各种玩具），然后拿开。

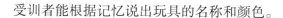

受训者能根据记忆说出玩具的名称和颜色。

评估：首次描述所用时间为（　　　）分钟，建议1分钟内完成。

题目3：过目不忘

要求：施训者出示以下图形（随着训练时间的推移，可不断更换图形），让受训者观察一段时间后拿走，再请受训者在纸上画出该图形。

受训者能根据记忆在纸上画出该图形。

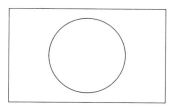

评估：首次观察并画出图形的时间为（　　　）分钟，建议2分钟内完成。

题目4：给"1"和"3"找房子

要求：施训者出示图形，让受训者观察一段时间后拿开，再请受训者按照指挥，在下面的数字上画出曾看过的图形。

5　3　2　7　6　1　3

受训者能根据记忆，在数字"1"上画出正方形，数字"3"

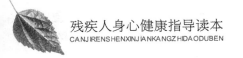

上画出三角形。

评估：首次完成时间为（　　　）分钟，建议2分钟内完成。

3. 思维能力训练

在注意力训练的基础上，开展思维能力训练，使受训者的大脑对于客观现实的概括能力与反应速度趋于正常，能对事物的一般规律有所认知。

题目1：连线画图

要求：施训者在下图前三排"0"上连线（连成的形状如图），要求受训者在下图后三排"0"上连线，直到画出和上面一样的图形（随着训练时间的推移，可不断更改连线形成的图形）。

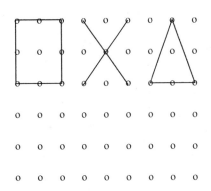

受训者能在下面后三排"0"上正确连线，画出和上面一样的图形。

评估：首次完成时间为（　　　）分钟，建议3分钟内完成。

题目2：从小到大

要求：施训者在九宫格中写出数字（如下图），要求受训者辨认，并从小到大依次数出1到9。

9	3	5
7	1	8
2	6	4

受训者能准确辨认每一个数字，并从小到大依次数出 1 到 9。

评估：首次完成时间为（　　　）分钟，建议 1 分钟内完成。

题目 3：集合队伍

要求：施训者在格子中分别填上 "＋"、"0"、"x"、"1"，要求受训者将下面格子里的同类字符数出有多少个，并在图下写出，排成队伍。

＋	o	l	o
o	l	＋	x
x	o	l	o
l	o	x	l

给 "＋" 排队：

给 "x" 排队：

给 "o" 排队：

给 "l" 排队：

受训者能将格子中的字符逐一挑出，并将它们排列成一行。

评估：首次完成时间（　　　）分，建议 2 分钟内完成。

题目 4：侦查敌营

要求：受训者将各种不同字符混乱地写在方框中（如下图），

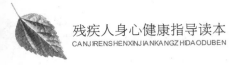

每个字符分别代表敌营中的一个兵种，要求受训者写出下列方框中"敌人"的兵种及其数量，将字母及数量填在括号内。

```
A    #    x    D

D    x    A        x

#    D    x    A

x    A    A    D

D    D    x        #

#    A    D    x
```

评估：首次完成时间为（　　）分钟，建议5分钟内完成。

4. 培养兴趣的训练

通过音乐、舞蹈、美术及手工制作等方面的训练，进一步促进左右脑特别是右脑的发育，使受训者感知度更强，思维更加活跃，情感体验更加丰富强烈。

①音乐训练

目的：音乐除了具有艺术上的价值，还具有各种生理、心理的效应，心理学认为，音乐能渗入人的灵魂，激起无意识、超境界的幻觉，并能恢复平时被抑制了的记忆。温馨美妙的音乐对于听觉器官的刺激，能引起大脑细胞的兴奋，不仅能促进大脑发育，而且有助于开发创造力。

题目1：名曲欣赏

要求：施训者准备好中外名曲的碟片，以中等音量播放出来。

受训者在写字、绘画、做手工甚至做家务时，让音乐为大脑做按摩，使左脑安静，右脑活跃。顾名思义，欣赏就是领略、玩赏，不必要求受训者懂得乐曲中的曲调、曲式、和声、配器、节奏、意境、主题等。

题目2：唱歌

要求：施训者选择适合受训者音域的中外名曲，要注意，一般情况下，女性不要选择男声歌曲，男性不要选择女声歌曲，尽量按原声调演唱。施训者唱一句，受训者学一句，注意吐字、音调、节拍的准确和气息的运用。最好有钢琴或伴奏带伴奏，必要时可带受训者到 KTV 演唱。

受训者在身心愉悦的状态下，学会演唱歌曲，学会与其他人一起唱歌。

题目3：听音乐会（观看其他演出）

要求：施训者带领受训者到音乐厅、剧场或其他场馆，现场聆听音乐会或观看其他演出，使受训者接受音乐熏陶。

受训者通过现场聆听、观看，理解乐曲或歌曲、剧目的内涵，达到近一步启发思维、提高想象力的目的。

题目4：舞蹈训练

要求：施训者根据乐曲，对受训者进行简单的舞蹈训练，强调动作的协调和节奏的准确。

受训者通过舞蹈，进一步理解音乐，体会节奏感、美感。

②美术训练

目的：艺术体现了人类对生活的感悟，对美的事物、美的心灵的追求。通过美术训练，可以使受训者学会在生活中发现美，寻找美，乃至发现自身的美。通过美的熏陶，受训者可以更加热爱大自然，向往友爱，从而使性格更加豁达，情感更加丰富。

题目1：美术欣赏

要求：施训者应根据受训者的实际情况，选择色彩艳丽、图案夸张、主题简单明确的美术作品供其欣赏，并讲清每种画的特点和内涵。例如：

广告画：结合了文学、绘画、摄影、电视戏剧，音乐等多种手段，是科学和艺术的结晶。

商标：视觉形象单纯、强烈、美观。

京剧脸谱：色彩鲜明、形象夸张。每种颜色都有特定含义，如红色代表忠诚，黑色代表性情刚烈，白色代表奸诈，黄色代表坏人，蓝绿代表勇士，金银色代表神话人物等。

题目2：我爱妈妈

施训者拿出妈妈的照片，为受训者讲关于母爱的故事，并要求受训者将对妈妈的爱画出来。

受训者能画出妈妈的形象（可临摹各种美好意境的图片）。

题目3：可爱的小兔子

施训者准备一个玩具小兔子（也可出示其他玩偶）、画笔、白纸，要求受训者将小兔子画在纸上。

受训者能用线条将小兔子的形象画在白纸上。

题目4：热爱家乡

施训者准备好纸和画笔，带领受训者到公园、野外，让受训者将看到的美好景物画在纸上。

受训者能感受到大自然的美，并将观察到的景物画出来。

③手工制作训练

目的：选择价格低廉的原材料和工具，通过手工制作，使受训者手脑并用，不仅进一步促进大脑发育，而且可用制做出的艺术品点缀房间，接受美的熏陶。

题目1：折纸

要求：施训者准备好软硬适中的白纸，讲清折纸的方法要领，做示范动作。

受训者能掌握折纸的方法，按要求折出纸衣、纸裤、纸鹤、纸车等。

题目2：海底世界

要求：施训者准备好大纸盒，去掉顶盖，准备彩纸、剪刀（不要过于锋利尖锐，以免受伤），交代要领并示范将纸盒侧放，用彩纸剪成鱼、虾等图案，用线穿过，吊在纸盒里，一个"海底世界"就做成了。

受训者能根据要求剪出各种海底动物，并将它们吊在纸盒里面，完成"海底世界"的制作。

题目3：特殊的衣架

要求：施训者准备一些不用的旧筷子、皮筋、彩带，交代要领并示范。将两根筷子两端用皮筋绑牢，中间多绑几道，用彩带穿过中间的皮筋，打一个结，一个特殊的衣架就做好了。

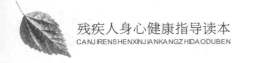

受训者能按要领制作出特殊的衣架。

题目4：美丽的杯垫

施训者准备一些啤酒瓶盖、碎布块、针线。交代要领并示范。碎布块剪成圆形，将啤酒瓶盖包好，缝牢，将包好缝牢的多个瓶盖按一定的图案逐个缝在一起，美丽的杯垫就做成了。

受训者能根据要求，制作出大小形状不同的杯垫。

5. 劳动技能培训

目的：通过各种职业技能培训，使受训者掌握一定的劳动技能，胜任一定岗位的工作要求，能够自食其力，并且为社会创造价值。

要求：施训者根据脑瘫患者脑受损部位及轻重程度的不同，性格、爱好等差异，有选择地对受训者进行服装设计、裁剪、缝纫、面点、烹饪、工艺品制造、养殖种植等方面的职业技能培训。讲清要领，示范动作。

受训者要认真实践，学会适合自己的劳动技能。

劳动技能训练建议由专业机构负责，在此不做过多赘述。

本章介绍的再生能力训练方法，仅是初步的尝试。书中所介绍的四种再生能力的自我训练方法，首先是希望为广大脑瘫的青少年提供康复的有效方法，使他们健康成长。第二，帮助失去双手的残疾群体，首先解决独立穿衣吃饭的问题。第三，帮助本来不应该因肢体偏瘫致残的患者，摆脱医学治疗的局限性，实现身体康复，乃至和健全人一样生活。第四，让所有残疾人过上美好、幸福的性生活。

　　成千上万的残疾人，以自身努力创造的肢体和器官系统的再生能力，实在让人眼花缭乱，给人间增添了一道道亮丽的风景，充分显示了残疾人的智慧、能量之强大，创造才能之卓越，意志之刚毅，心灵境界之高广，感人至深，实在让人动情，赞叹！

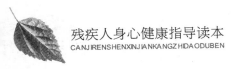

鸣谢

原沈阳音乐学院副教授张玉梅女士，沈阳悦童育教服务中心负责人石英女士，沈阳智博教育培训中心音乐教师李婉萱女士，对本书的写作给予了大力的支持与协助，在此一并表示深深的谢意。

图书在版编目（CIP）数据

残疾人身心健康指导读本 / 王晓东等著. —北京：华夏出版社 2013.5
（2017.11 重印）

ISBN 978—7—5080—7649—2

Ⅰ. ①残… Ⅱ. ①王… Ⅲ. ①残疾人 – 身心健康 Ⅳ. ① R395.6

中国版本图书馆 CIP 数据核字（2013）第 118459 号

残疾人身心健康指导读本

作　　者	王晓东等	
责任编辑	黄　欣	

出版发行　华夏出版社
经　　销　新华书店
印　　刷　三河市兴达印务有限公司
装　　订　三河市兴达印务有限公司
版　　次　2013 年 5 月北京第 1 版
　　　　　2017 年 11 月北京第 8 次印刷
开　　本　880 × 1230 1/32 开
印　　张　9.125
字　　数　186 千字
定　　价　30.00 元

华夏出版社　　地址：北京市东直门外香河园北里 4 号　邮编：100028
　　　　　　　网址：www.hxph.com.cn　　电话：（010）64618981
若发现本版图书有印装质量问题，请与我社联系调换。

生活。

　　成千上万的残疾人，以自身努力创造的肢体和器官系统的再生能力，实在让人眼花缭乱，给人间增添了一道道亮丽的风景，充分显示了残疾人的智慧、能量之强大，创造才能之卓越，意志之刚毅，心灵境界之高广，感人至深，实在让人动情，赞叹！

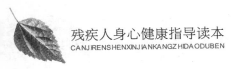
鸣谢

　　原沈阳音乐学院副教授张玉梅女士，沈阳悦童育教服务中心负责人石英女士，沈阳智博教育培训中心音乐教师李婉萱女士，对本书的写作给予了大力的支持与协助，在此一并表示深深的谢意。